行動変容のための

健康教育パワーアップガイド

効果を高める**32**のヒント

松本千明 著

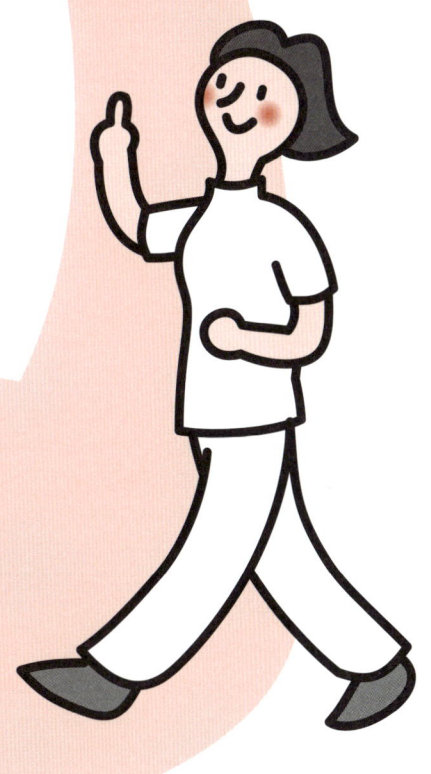

HEALTH EDUCATION

医歯薬出版株式会社

This book was originally published in Japanese
under the title of：

KOUDOUHENYOU-NO TAME-NO KENKOU KYOUIKU PAWĀ APPU GAIDO
—KOUKA-O TAKAMERU 32-NO HINTO
(Handbook of Health Education for Behavior Change
— Effective Thirty-two Hints)

MATSUMOTO, Chiaki

© 2011 1st ed.

ISHIYAKU PUBLISHERS, INC.
  7-10, Honkomagome 1 chome, Bunkyo-ku,
  Tokyo 113-8612, Japan

はじめに

"運動を勧めても,「やる気」になってもらえない"
"健康教室への参加を勧めても,参加者が集まらない"

　健康教育スタッフの皆さんは,日々頭を悩まされているのではないかと思います.
　不特定多数の方を対象にした健康教育で,対象者に行動変容してもらうのは,簡単ではありません.
　しかし,行動変容を促す健康教育において,効果を上げるために役立つと思われる,ポイントというものはあります.
　そこで本書では,健康教育の効果を高める上で役立つ考えや工夫について,32個のコラムにまとめました.
　これらの考えや工夫を,皆さんの日々の健康教育に活かしていただくことで,対象者の行動変容に少しでもつながることを願っております.
　行動変容を促す健康教育において,対象者の「やる気」を引き出す「健康教育力」を高めるために,ぜひ本書をご活用いただければ幸いです.

2011 年 1 月
松本千明

【本書をお読み頂くにあたって】

　本書は，行動変容を促す健康教育を行う上で，その効果を高めるために役立つと思われる考え方や工夫について述べており，以下の6つのパートに分け，全部で32個のコラムから構成されています．

> パート1：健康教育の基本的な考え方
> パート2：マーケティングの考え方を活用する
> パート3：健康教育のブランド化
> パート4：メッセージの伝え方
> パート5：その他
> パート6：まとめ

　パート1「健康教育の基本的な考え方」では，まず，行動変容を促すための健康教育を行う上で押さえておきたい項目について，説明しています．

　パート2「マーケティングの考え方を活用する」では，マーケティングの基本的な考え方と，その健康教育への応用について説明しています．

　パート3「健康教育のブランド化」とパート4「メッセージの伝え方」では，それぞれ，健康教育自体をブランド化することの意義と方法について，また，健康教育で効果的にメッセージを伝える方法について説明しています．

　パート5「その他」では，健康教育を行う上で役立つ豆知識を挙げています．

　パート6「まとめ」では，32個のコラムの要点をまとめてあります．

もくじ

パート1　健康教育の基本的な考え方　1

1. 「対象者の心理」に働きかける　2
2. 対象者のことがどれだけ分かっているか　4
3. 「環境」にも働きかける　6
4. 健康行動理論を活用する　8
5. 「モニタリング」の重要性　10
6. 評価の結果を活かす　12
7. 健康教育の倫理　14

パート2　マーケティングの考え方を活用する　17

8. 健康教育では,「行動」を売っている　18
9. 基本は「ニーズ」　20
10. 「対象者志向」が大事　22
11. ターゲットを絞る　24
12. 「対象者調査」の重要性　26
13. 「結果」は「行動変容」で判定される　28
14. 「交換」　30
15. 「競争相手」に勝つために　32
16. 対象者に「満足」してもらう　34
17. 対象者の「迷い」をなくす　36

パート3　健康教育のブランド化　39

18. 「ブランド」と「ブランド化」　40
19. 「ブランド・アイデンティティ」　42
20. 「一貫したイメージ」で統一する　44

21.「ネーミング」が大事　46
22. よい「キャッチコピー」とは？　48

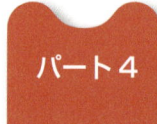 パート4　　メッセージの伝え方　51

23. マテリアルは「第一印象」が大事　52
24. 誰に対して何を訴えるか　54
25.「具体的なイメージ」を抱いてもらう　56
26.「感情面のメリット」も伝える　58
27.「一面的メッセージ」と「二面的メッセージ」　60

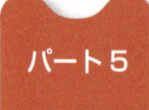 パート5　　その他　63

28.「口コミ」の活用　64
29.「よいチーム」を作るには？　66
30.「1次ターゲット」と「2次ターゲット」　68
31. フォーカス・グループは何回行えばよいか　70
32. フォーカス・グループの司会の技術　72

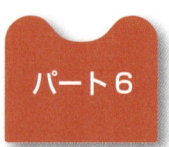 パート6　　まとめ　75

索引　83

装丁・本文デザイン／小川さゆり

263-01642

【７冊の著書の位置づけについて】

本書の出版により，行動変容に関する私の著書が７冊となりました．

７冊ともなりますと，皆さまの中には，どの本を読んだらよいのか，どういう順番で読んだらよいのか，と迷われる方もいらっしゃるのではないでしょうか？

そのような方のために，ここでは，７冊の著書について，「この本はこういう方にお勧めします」という形で，それぞれの位置づけを整理しておきたいと思います．

まず，７冊の著書は，以下のように**【健康行動理論】**と**【ソーシャル・マーケティング】**の２つに大きく分けることができます．

それぞれの著書について，その特徴と読者対象を記します（なお，記述の中の㊙保㊙患は，個別の保健指導・患者指導に役立ち，㊙健は，不特定多数を対象にした健康教育に役立つことを意味しています）．

【健康行動理論】

（１）「健康行動理論の基礎」 保 患 健

「やる気」を引き出す働きかけに役立ついくつかの健康行動理論について，その基本からしっかりと学びたい方にお勧めします．

（２）「健康行動理論 実践編」 保 患 健

（１）を読まれた方で，更に実践的な内容をお求めの方にお勧めします．

（３）「行動変容をうながす保健指導・患者指導」 保 患

健康行動理論に基づいた「やる気」を引き出すポイントについて，そのエッセンスを専門用語なしで学びたいという方にお勧めします．

（４）「行動変容 実践アドバイス 50」 保 患

（１）～（３）のいずれかを読まれた方で，「やる気」を引き出す働きかけについて，更に実践的なポイントや工夫を学びたい方にお勧めします．

【ソーシャル・マーケティング】
（1）「ソーシャル・マーケティングの基礎」健
　健康教育にビジネスのマーケティングを応用するソーシャル・マーケティングについて，その基本を学びたい方にお勧めします．
（2）「ソーシャル・マーケティング 実践編」健
　（1）を読まれた方で，実際に現場でソーシャル・マーケティングを実践してみたいという方にお勧めします．
（3）「健康教育パワーアップガイド」健
　マーケティングになじみの薄い方で，まずは「マーケティング的な考え」の基本を学びたいという方にお勧めします．
　読む順番としては，（3）→（1）→（2）をお勧めしますが，既に（1）や（2）を読まれた方にも，（3）は十分に役立つ内容となっています．

パート1

健康教育の基本的な考え方

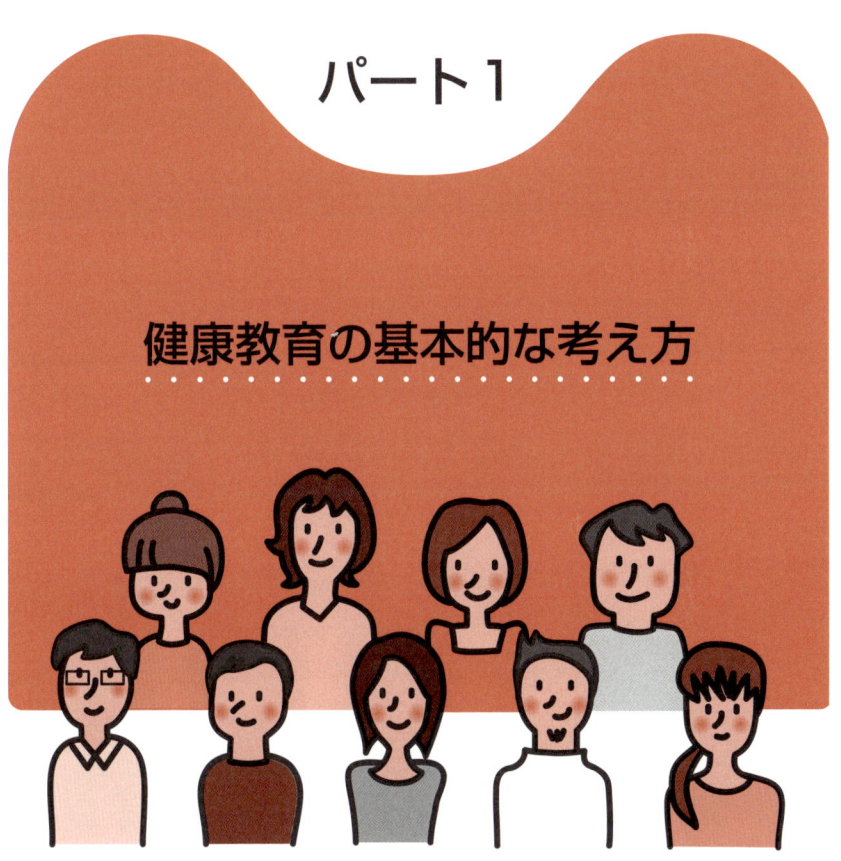

　ここでは，健康教育を行う上で押さえておきたい，基本的な事柄について説明します．具体的には，「対象者の心理」や「取り巻く環境」，「行動変容の理論」や「健康教育の倫理面」などについて取り上げます．

1 「対象者の心理」に働きかける

　健康教育で行動変容を促す場合は，対象者に行動変容への「やる気」を出してもらわなくてはなりません．そして，対象者が「やる気」になるには，対象者の心の中で変化が起こる必要があります．

　「心の中の変化」とは，健康や病気について，あるいは，健康教育で勧める行動などについて，対象者の「考えや感じ方が変わる」ということです．

　つまり，健康教育では，「**対象者の心理（こころ）**」に働きかけているといえます．

　そして，「考えや感じ方の変化」が行動への「やる気」につながり，最終的に「行動変容」という目に見える形になって表われると考えます．

　　　　「考えや感じ方の変化」 ➡ 「やる気」 ➡ 「行動変容」

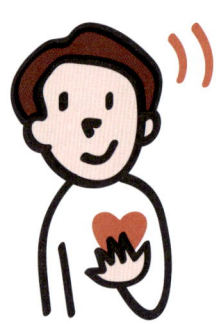

　健康教育で行動変容を促すには，どうすれば対象者の「考えや感じ方」を変えられるかが，ポイントといえます．

また，健康教育を行う場合は，対象者の「考えや感じ方」にどのような変化を起こそうとするのか，はっきりとした「意図」を持って働きかけることが必要です．

　例えば，健康教育で運動への「やる気」を引き出すには，対象者に運動への「メリット」を強く感じてもらうとか，運動への「自信」を強く感じてもらうなど，「意図」を持って働きかけるということです．

　健康教育が働きかけるのは，対象者の「考えや感じ方」であるという認識を持ち，「対象者の心理」にどう働きかけるかということが重要です．

　そのためには，「対象者の心理」を先回りして予測することも必要です．

　具体的には，"こういう働きかけをすれば，対象者はこのように感じるのではないか"，そうであれば，"このような働きかけも追加で行おう"といった具合です．

　例えば，健康教育で対象者に運動を勧める場合に，一般的な方法として運動のメリットを挙げて説明しても，"対象者の多くは知識としてはすでに知っていて，あまり情報として新鮮さを感じないのではないか"と考え，普通とは違った切り口で説明を始める，などです．

Point!

　健康教育では，「対象者の心理」に働きかけているという意識を持ち，対象者の「考えや感じ方」にどういう変化を起こしたいのか，はっきりとした「意図」を持って働きかけることが重要．

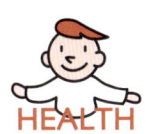

2 対象者のことがどれだけ分かっているか

　特に健康教育を行う上で重要なことは，「**対象者のことがどれだけ分かっているか**」ということです．

　特に，健康教育スタッフと対象者が，性や年齢，価値観，置かれている状況などにおいて異なる場合は，「対象者のことがどれだけ分かっているか」が，健康教育の成否を分けるポイントになると考えます．

　例えば，対象者に運動を勧める場合は，対象者は運動についてどう思っているのか，どんな環境にあるのかなど，**対象者のことが分かって初めて，対象者に受け入れられる働きかけができる**のだと思います．

　今回の健康教育の対象者は，このような考えを持ち，こういう環境にある人々だと，対象者に対する明確なイメージを持つ必要があります．

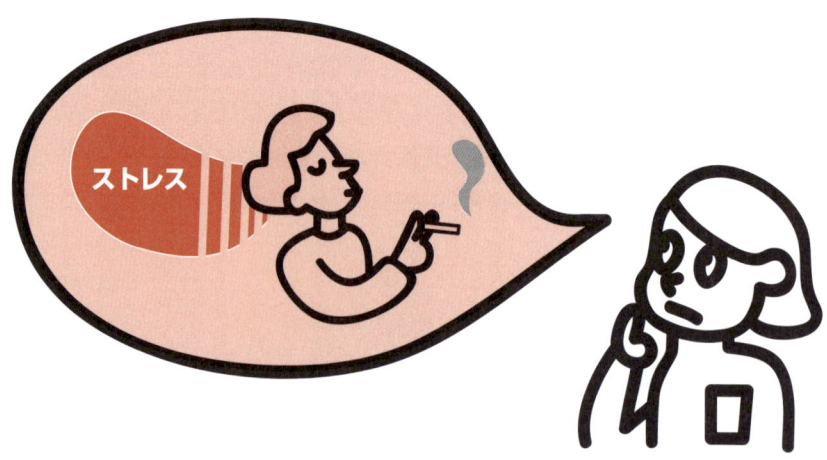

健康教育では，自分たちの行いたい働きかけをするのではなく，対象者が受け入れやすい働きかけを行わなくてはいけません．
　そのためには，対象者像を明確に把握してから，健康教育の内容を計画していくという流れが重要です．
　"対象者はこのような感じで考えているのではないか"と想像して働きかけるだけでは，結果はおぼつきません．
　ただし，対象者のことを理解するといっても，簡単ではありません．
　対象者のことを理解するためには，対象者の行動を観察したり，対象者から直接話を聞いたり，間接的に情報を得たりと，さまざまな方法を用いて「多面的」に対象者を捉えることが必要です．
　また，対象者のことが分かったと思っても，対象者の考えや感じ方というのは，時間の経過や状況によって変化することも考えられます．
　つまり，現時点で捉えた対象者像というものに固執しすぎると，その後，現実の対象者像と違ってくる可能性もあるということです．
　ですから，対象者のことを理解するためにできるだけの努力をし，更に，自分は「本当に対象者のことが分かっているか」ということを，常に自問する姿勢が必要です．

> **Point!**
> 　健康教育を行う上で重要なこととして，「対象者のことがどれだけ分かっているか」ということが挙げられ，自分は「本当に対象者のことが分かっているか」ということを，常に自問する姿勢が必要．

3 「環境」にも働きかける

　人が健康によい行動を行うかどうかは，「**環境**」の面からも影響を受けると考えます．

　本人の「やる気」ばかりではなく，周りの「環境」がその行動を行いやすいものになっているかが，重要だということです．

　そのため，行動変容を促す健康教育では，対象者だけに働きかけるのではなく，対象者を取り巻く「環境」にも働きかけることで，行動変容が起こりやすくなると考えます．

　このように，『人の行動は，いろいろなレベルの「環境」によって影響を受けている』とする考え方を，「エコロジカル・モデル」とよびます[1]．

　人の行動に影響する「環境」のレベルとして，以下の5つが挙げられます[1]．

(1) 個人内：自身の身体の状況や考えなど
(2) 個人間：周りの人々
(3) 組織：所属する組織的環境
(4) コミュニティ：所属するコミュニティの環境
(5) 政策：政治的環境

例として，喫煙者が禁煙への「やる気」になる場合に，この5つのレベルの「環境」がどう影響するかを示します．

（1）個人内：喫煙によって咳が出やすいと感じている
（2）個人間：家族や友人からの禁煙の勧め
（3）組織：職場の禁煙化の動き
（4）コミュニティ：歩きタバコへの罰則の強化
（5）政策：タバコ税の増税

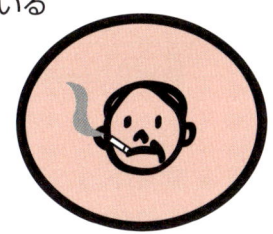

健康に関する行動変容については，対象者だけに働きかけても，その人を取り巻く「環境」がその行動を行いやすくするものでなければ，なかなか行動変容しにくい側面があります．

健康教育で禁煙を勧める場合も，対象者個人への働きかけとともに，できれば，5つの「環境」レベルのすべてにおいて，禁煙に向けた働きかけが行われることが望まれます．

ただし，時間や予算，人員などの資源の関係で，そのような働きかけが現実的に難しい場合は，他の組織や団体とパートナーシップを組むことも一つの方法です．

Point!

健康教育を行う場合は，「エコロジカル・モデル」に基づいて，対象者への働きかけだけでなく，対象者を取り巻く「環境」への働きかけも行うことが望ましい．

■文献
1) Sallis JF, Owen N, and Fisher EB : Ecological models of health behavior. In K Granz, BK Rimer, and K Viswanath (eds.), Health behavior and health education: theory, research, and practice. (4th ed.) Jossey-Bass, pp.465-485, 2008.

4 健康行動理論を活用する

　健康教育を行う場合は，健康行動理論の活用が勧められます．
　健康行動理論とは，簡単にいうと，『人が健康によい行動への「やる気」になるための条件を示したもの』といえます．
　代表的な健康行動理論としては，「健康信念モデル」や「社会的認知理論（自己効力感を含む）」「変化のステージモデル」「計画的行動理論」「ストレスとコーピング」「社会的支援」「コントロール所在」などがあります[1]．
　例えば，「健康信念モデル」では，人が健康によい行動への「やる気」になるための条件として，「危機感」と「バランス」の2つを挙げています[2]．

「危機感」：このままでは「まずい」と感じること
「バランス」：その行動を行う「メリット」と「デメリット（妨げ）」の
　　　　　　バランス

　「健康信念モデル」を活用して，健康教育で対象者に行動変容を促す場合は，次のように働きかけます．

「危機感」：このままでは「まずい」と感じてもらう
「バランス」：健康教育で勧める行動の「メリット」のほうが，「デメリット（妨げ）」よりも大きいと感じてもらう

　また，「社会的認知理論」では，人が健康によい行動への「やる気」

になるための条件として,「期待」と「自信」の2つを挙げています[2].

「期待」：その行動をすれば、よい結果につながると思うこと
「自信」：その行動をうまく行えると思うこと

　「社会的認知理論」を活用して，健康教育で対象者に行動変容を促す場合は，次のように働きかけます．

「期待」：健康教育で勧める行動を行うと、よい結果につながると思ってもらう
「自信」：健康教育で勧める行動をうまく行えると思ってもらう

　このように，健康行動理論に基づいて健康教育を行うと，働きかけのポイントや枠組みが分かりやすいという利点があります．

Point!

　健康教育を行う場合は，「健康信念モデル」や「社会的認知理論」などの健康行動理論を活用する．

■文献
1) 松本千明：医療・保健スタッフのための 健康行動理論の基礎 生活習慣病を中心に．医歯薬出版，2002．
2) 松本千明：やる気を引き出す8つのポイント 行動変容をうながす保健指導・患者指導．医歯薬出版，p.3，2007．

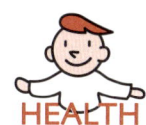

5 「モニタリング」の重要性

　健康教育を行う場合は,「モニタリング」をすることが勧められます.
　「モニタリング」とは,健康教育が計画通りに行えているか,健康教育の参加者が「満足感」を感じているか,健康教育が予期しない悪い結果につながっていないかなど,**健康教育の実施と並行して,いろいろな点についてチェックすること**です.
　健康教育が計画通りに行えていなかったり,健康教育が予期しない悪い方向に進んだままにしていると,健康教育の効果が出にくくなってしまいます.
　そうならないためにも,早期発見,早期治療ということで,「モニタリング」が必要です.

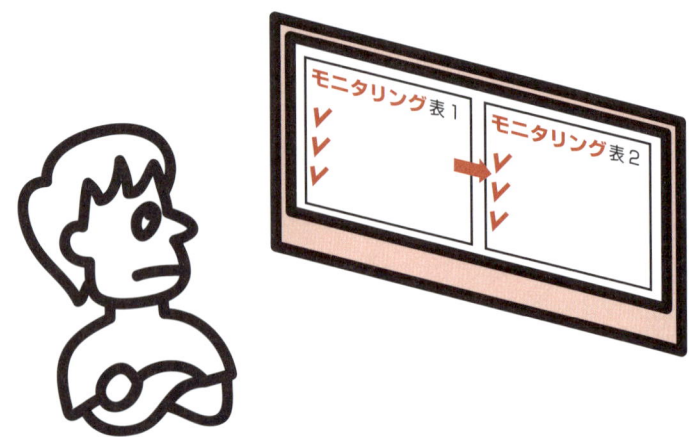

　「モニタリング」によって上記のような状態に気づいた時点で,健康教育の軌道修正をすることが望まれます.

その場合，なぜ健康教育が計画通りに行えていないのか，なぜ健康教育が予期しない悪い方向に進んでいるのかなど，すべて「なぜ」という原因（理由）を明らかにして，対策を考えることが必要です．

　「モニタリング」で大事なことは，健康教育の実施と「並行して」行うということです．

　そうすることで，「モニタリング」の結果に基づいて，今回の健康教育をリアルタイムで修正することができます．

　健康教育のすべての働きかけを終えた後で，いろいろな項目についてチェックしても，その結果を次回の健康教育には活かせますが，今回の健康教育の改善には役立ちません．

　また，健康教育を始めた当初は成果を上げても，時とともに対象者の考えや感じ方，取り巻く環境が変わることもあります．その場合に，「モニタリング」をせずに，「当初決めたことだから」と初めのやり方に固執してしまうと，「変化」に対応できずに健康教育で効果が上がらなくなってしまうことも考えられます．

　健康教育では，計画通りに実施する努力を行うと同時に，計画通りに行えているか，対象者は満足しているか，何か不都合なことが起きていないかなどを冷静にチェックすることが必要です．

　そして，改善を要すると判断した点は，すぐに修正する柔軟な姿勢が望まれます．

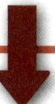

Point!

　健康教育を行う場合は，「モニタリング」として健康教育の実施と並行してさまざまな点についてチェックすることで，必要に応じて軌道修正し，健康教育の効果が下がらないようにすることが重要．

6 評価の結果を活かす

　健康教育を行う場合は，その評価をする必要があります．
　評価の方法は，大きく以下の3つに分けられます[1,2]．

(1) プロセス評価：健康教育が計画通りに行えているか（行えたか），対象者がどれくらい満足しているか（満足したか），予想外のことが起きていないか（起きなかったか）などについての評価
(2) 影響評価：健康教育が，対象者の知識や行動にどのような影響を与えたかについての評価
(3) 結果評価：健康教育が，対象者の健康状態やQOLにどのような効果を与えたかについての評価

　これらの評価をする上で重要なことは，ただ評価するだけではなく，なぜそのような評価結果が得られたのか，その理由（原因）を探ることです．
　健康教育に参加した対象者が満足していないことが分かれば，なぜ満足していないのかを探らなくてはいけません．また，健康教育を行った結果，当初の目標が達成できなかった場合も，なぜ達成できなかったのかを考える必要があります．
　これらの理由や原因が分かれば，今後の健康教育で改善を要する点が分かります．

　「結果というのは厳然たる事実です」

今回の健康教育で成功した点と失敗した点を踏まえ，自分たちの将来の働きかけに活かすことが必要です．

　また，更に広い視点に立つと，今回の健康教育で成功した点や失敗した点を，研究会や学会などで発表することで，他の組織の健康教育スタッフと共有することも重要です．

　そうすることで，お互いに，今後自分たちが行う健康教育にそれらの知見を活かし合うことができます．

　なお，失敗した点はなかなか発表しにくいかもしれませんが，失敗した点を次回以降の健康教育でいかに避けるか，ということが重要なのです．

> **Point!**
> 　健康教育を行った場合は，その評価をし，評価結果を将来の健康教育に活かすことが必要．

■文献
1) Scheirer MA : Designing an using process evaluation. In Handbook of practical program evaluation. JS Wholey, HP Hatry, and KE Newcomer (eds.), Jossey-Bass, pp.40-68, 1994.
2) Green LW and Kreuter MW : Health promotion planning : an educational and ecological approach. (3rd ed.) Mayfield Publishing Company, pp.218-261, 1999.

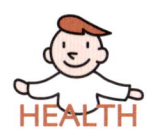

7 健康教育の倫理

　健康教育を行う場合は，その倫理面にも注意する必要があります．
　「目的のためには手段を選ばなくてもよい」というわけではありません．
　例えば，ビジネスの世界で商品を宣伝する時に，誇大広告を行ったり，誤った情報を伝えてはいけないように，健康教育でも，対象者に誇大なメッセージや誤った情報，誤解を招くような情報を伝えることは避ける必要があります．
　対象者に行動変容を促す上で，**自分たちの働きかけが倫理的に問題がないかどうか，常に注意する**ことが必要です．
　他に，健康教育の倫理的な問題として，「人を操作すること」が挙げられます．
　例えば，健康教育として「運動教室」を開く場合，次のような宣伝をすることは倫理的に許されるでしょうか？

"運動教室に参加した方には，もれなく 3,000 円を差し上げます"

　（現実には，こういう宣伝をすることはないと思いますが），もしこのような宣伝をすれば，運動に全く興味がなくても，3,000 円を手に入れるためだけに，運動教室に参加する人が出てくる可能性があります．
　このように，健康教育で勧める行動そのものから得られるメリットではなく，外的な「ほうび」や「特典」がその行動を行う主な理由になっている場合，「対象者を操作している」ことになります[1]．
　仮に，同じ「運動教室」でも，次のような宣伝はどうでしょうか？

"運動教室に参加した方には，もれなくジョギングマップを差し上げます"

　この場合は，運動に全く興味のない人が，ジョギングマップを手に入れるためだけに運動教室に参加するとは考えにくいと思います．つまり，「対象者を操作している」とはいえないということです．運動教室に興味はあるけれど，参加を迷っている人の背中を一押しするような「ほうび」や「特典」であれば，倫理的な問題は生じにくいと考えます．

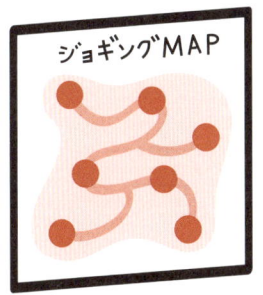
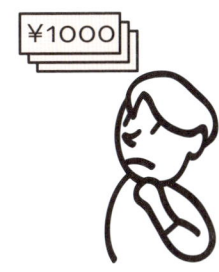

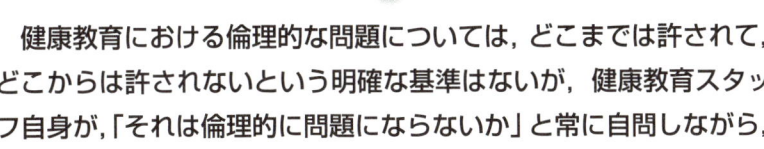

Point!

　健康教育における倫理的な問題については，どこまでは許されて，どこからは許されないという明確な基準はないが，健康教育スタッフ自身が，「それは倫理的に問題にならないか」と常に自問しながら，健康教育を行うことが必要．

■文献
1) Andreasen AR : Marketing social change : changing behavior to promote health, social development, and the environment. Jossey-Bass, p.285, 1995.

パート2

マーケティングの考え方を活用する

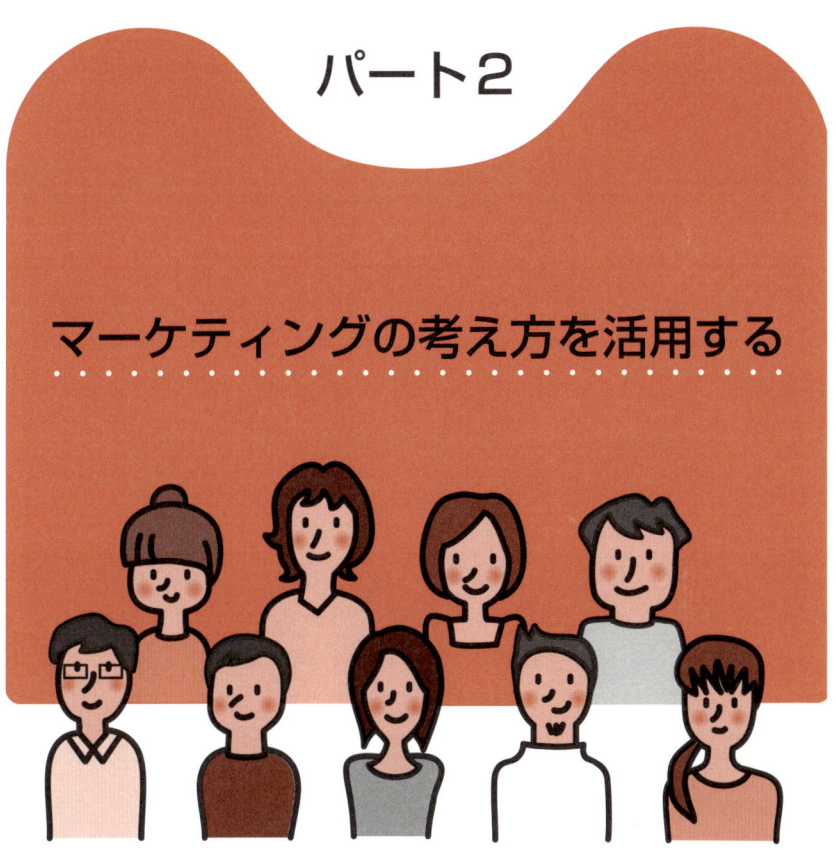

　ここでは，健康教育におけるマーケティングの考え方の活用について，説明します．具体的には，「ニーズ」や「対象者志向」，「対象者調査の重要性」や「交換」「競争」「満足」などについて取り上げます．

8 健康教育では,「行動」を売っている

　"「運動」を勧めても,「やる気」になってもらえない""「健康教室」への参加を勧めても,参加者が集まらない"など,人に行動変容してもらうのは,簡単ではありません.
　それでは,いったいどうすればよいのでしょうか？
　そのヒントは,上の文章の"○○を勧めても,受け入れてもらえない"という部分にあります.
　人に"「何か」を勧めても,「受け入れてもらえない」"というのは,健康教育に限ったことではありません.
　例えば,ビジネスの世界でも,"「商品」を勧めても,買ってもらえない"ということは,日常茶飯事です.そこでビジネスの世界では,「商品」を勧めて「買う気」にさせるために,マーケティングの考えが生み出されました.
　健康教育も,健康によい「行動」を勧めて「やる気」にさせるということですから,ビジネスのマーケティングも健康教育も,『人に「何か」を勧めて,「受け入れてもらう」』という点では,同じだといえます.
　そうであれば,「商品」を「買う気」にさせるマーケティングの考えを,健康によい「行動」に対して「やる気」にさせる健康教育に応用できるのではないでしょうか？
　つまり,『ビジネスの世界では「商品」を売っている』が,『**健康教育では,「行動」を売っている**』と考えるのです.
　健康教育では,どうしたら健康によい「行動」を買って（採用して）もらえるかについて,マーケティングの考えを取り入れることで,対象者を「やる気」にさせるポイントが見えてきます.

マーケティングの考えを健康教育に応用することは，欧米では既に行われていて，「ソーシャル・マーケティング」とよばれます（例えば，アメリカ[1]やカナダ[2]，オーストラリア，ニュージーランド，イギリス[3]などにおいて実践されています）．

　ビジネスの世界では，"この商品はいいものですよ．ぜひ買ってください"と言うだけでは，なかなか買ってもらえないように，健康教育でも，"運動は身体にいいですよ．皆さん，運動しましょう"と勧めるだけでは，対象者の行動変容にはつながりにくいと考えます（なお，「ソーシャル・マーケティング」についてきちんと学びたい方は，拙著「ソーシャル・マーケティングの基礎」と「ソーシャル・マーケティング 実践編」（医歯薬出版）をご参照ください）．

Point!

　健康教育で結果を出すためには，『健康教育では，「行動」を売っている』と考え，どうしたら健康によい「行動」を買って（採用して）もらえるかについて，マーケティングの考えを取り入れることで，対象者を「やる気」にさせるポイントが見えてくる．

■文献
1) アメリカ疾病管理予防センター：「http://www.cdc.gov/」
2) カナダ保健省：「http://www.hc-sc.gc.ca/」
3) イギリス国立ソーシャル・マーケティング・センター：「http://www.nsmcentre.org.uk/」

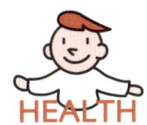

9 基本は「ニーズ」

　ビジネスのマーケティングでは,「商品」を買ってもらうには, 消費者の「ニーズ」を満たす必要があるといわれます.
　それでは,「ニーズ」とは何でしょうか？
　いろいろな考え方があると思いますが, 私は「ニーズ」を次のように定義したいと思います.

『ニーズとは,「こうなりたい」「こうありたい」という願望のこと』

　この定義に従うと, 例えば, ダイエット食品を買う人は,「やせたい」という「ニーズ」を持っていると考えられます. そのダイエット食品が, 自分の「やせたい」という「ニーズ」を満たしてくれると思うから, 購入するわけです.
　この「ニーズ」という考えは, 健康教育にも応用できます.
　以下に, 健康教育で「運動」を勧める場合を例にして, 説明します.
　まず, 対象者に運動を勧める場合は, 対象者がどんな「ニーズ」を持っているかを把握し,「運動」がその「ニーズ」を満たすことを示すというのが基本です.
　例えば,「健康になりたい」という「ニーズ」を持つ人には, "運動をすれば健康になれますよ" と勧めるのが効果的です. また,「やせたい」という「ニーズ」を持つ人には, "運動をすればやせられますよ" という勧め方が効果的でしょう.
　以前, 一般の高齢者を対象に,「運動」のメリットの中で何が一番重要だと思うか, アンケートを取ったことがありました. 結果は, 70代

以上では，「脳の活性化につながる」「頭の血流がよくなる」ということを挙げている方が何人かいました．

このことから，70代以上の高齢者には，「脳を活性化したい」「頭の血流をよくしたい」という「ニーズ」があることが分かります．このような人々に「運動」を勧める場合は，"運動をすれば，頭の先から足の先まで，全身の血のめぐりがよくなりますよ"という勧め方も効果的だと思います．

このように，同じ「運動」という行動を勧める場合でも，相手の「ニーズ」に合わせて勧め方を変えることで，「運動」への「やる気」を高めやすくなるということです．

それでは，人の「ニーズ」を調べるにはどうしたらよいのでしょうか？

一つの方法は，前述のように，**ある行動について，自分にとって重要だと思うメリットを挙げてもらうこと**です．ただ，この方法で分かる「ニーズ」は「浅いニーズ」で，人には「浅いニーズ」を更に掘り下げていくことで見えてくる，「深いニーズ」もあります．

人の「深いニーズ」を探る方法としては，「ラダリング（はしご法）」があります．興味のある方は，拙著「ソーシャル・マーケティング 実践編」（医歯薬出版）をご参照ください．

Point!

健康教育で対象者に行動を勧める場合は，対象者の「ニーズ」を把握し，その行動が対象者の「ニーズ」を満たすことを示す，というのが基本．

10 「対象者志向」が大事

　ビジネスのマーケティングで重要なものとして,「**顧客志向**」という考え方があります.

　「顧客志向」とは,消費者のニーズを把握し,それを満たすために,消費者の立場に立って働きかけることです.

　なぜ「顧客志向」が重要かというと,商品を買うのは消費者であり,その消費者のニーズや考えが分からずに商品を作っても,売れる可能性は低いと考えるからです.

　「顧客志向」を実践する場合は,市場調査などによって消費者のニーズや考えを明らかにして,働きかけていくことが必要です.

　この「顧客志向」の考え方は,健康教育にも当てはめることができます.

　むしろ,健康教育では,「顧客志向」（「**対象者志向**」）を更に追究する必要があります.というのは,健康教育の対象者は,健康教育で勧める「禁煙」や「運動」という行動にあまり興味がないか,その行動を行いたくないと思っている方が少なくないからです.

　そのような対象者に「禁煙」や「運動」を勧める場合は,対象者のニーズや考えを把握し,対象者の視点に立って働きかけないと,行動変容してもらえる可能性は低いと考えます.

　健康教育における「対象者志向」とは,対象者のニーズを把握し,それを満たすために,対象者の視点に立って働きかけることを意味します.つまり,常に「対象者を中心に置く」ということです.

　この「対象者志向」を貫くことができた健康教育だけが,対象者の行動変容という成果につながるのではないでしょうか.

「対象者志向」について，アンドリーセンは次のように述べています．

"行動変容というものは，対象者に伝えるメッセージやプログラムの要素を，対象者の感覚やニーズ，欲求に合わせた時にだけ起きる[1]"

この言葉は，健康教育を行う上で必要なさまざまな意思決定を，対象者の視点に立って行う必要があることを示しています（例えば，健康教育の内容をどうするか，ポスターやチラシをどのようなデザインにするかなど）．

健康教育を行う場合は，「対象者はどう考え，どう感じているのか」と，常に対象者の視点で考えることが重要です．

しかし，対象者の考えや感じ方を想像するだけでは限界があります．というのも，健康教育の対象者は，健康教育スタッフの皆さんとは，性や年齢，ニーズや価値観など，いろいろな点で異なる場合が少なくないからです．

そのような場合に想像だけに頼っていても，現実の対象者像とかけ離れてしまう可能性があります．そうならないためには，対象者へのアンケートやインタビューなどを通じて対象者の実像を把握し，それに合わせて健康教育の働きかけを考える必要があります．

> **Point!**
> 健康教育を行う場合は，対象者のニーズを把握し，それを満たすように，常に対象者の視点に立って働きかける「対象者志向」が重要．

■文献
1) Andreasen AR : Marketing social change : changing behavior to promote health, social development, and the environment. Jossey-Bass, p.11, 1995.

11 ターゲットを絞る

　ビジネスのマーケティングでは，消費者全員に向けて商品を勧めるのではなく，ターゲットとなる消費者を絞って，そのターゲットに向けて働きかけるという方法をとります．

　その理由は，消費者全員というのは，性や年齢，ニーズや好み，ライフスタイルなどが異なるさまざまな人々の集合であり，人によって，商品に「求めるもの」が違うと考えられるからです．

　さまざまな違いのある消費者全員に対して，たった一種類の商品で全員の要望を満たすのは無理だと考えます．

　例えば，自動車を作る会社は，たった一種類の車を全消費者に向けて売っているわけではありません．

　「男性向けの車」「女性向けの車」「ファミリーカー」など，それぞれターゲットとなる消費者を絞って，そのターゲットに合わせて車を作って売っているのです．

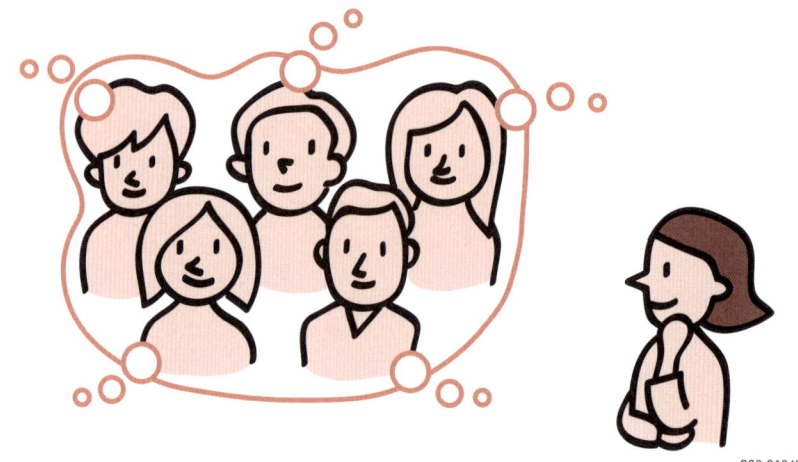

健康教育でも，ターゲットとなる対象者を絞って働きかけることが勧められます．

　ターゲットを絞る理由は，前述のとおり，健康教育の対象者となりうる人々全員というのは，性や年齢，ニーズや好み，ライフスタイルなどが異なる人々の集合だと考えられるからです．

　健康教育でターゲットとなる対象者を絞ることで，働きかけを「**効果的**」，「**効率的**」に行えるというメリットがあります．

　「効果的」というのは，ターゲットを絞って働きかけを行ったほうが，行動変容が起こりやすいということです．

　例えば，健康教育で運動を勧めることにしたとします．その場合に，ターゲットを絞らないで働きかけると，誰の心にも届きにくいものになりがちで，結果として行動変容につながりにくいと考えます．

　しかし，ターゲットとして，「40代の男性で，運動に関心がある人々」と設定すれば，40代男性に受け入れられる働きかけを行えばよいことになります．

　性や年齢などを絞ることで，働きかけの相手が明確になり，相手に合わせた働きかけが考えやすいということです．

　一方，「効率的」というのは，時間や予算，人員などの資源が限られている場合，ターゲットを絞って集中して働きかけを行ったほうが，少ない資源を有効に使えるということです．

> **Point!**
> 　健康教育を行う場合は，働きかけの効果と効率を高めるために，ターゲットとなる対象者を絞ることが重要．

12 「対象者調査」の重要性

　ビジネスのマーケティングでは，消費者調査を行い，その結果に基づいて消費者の「買う気」を引き出す働きかけを考えます．それと同じように，健康教育を行う場合も，**対象者調査**が重要になります．

　健康教育を計画する場合は，ターゲットを誰にするか，内容をどうするか，どのようなポスターやチラシを作るかなど，さまざまな点について意思決定をする必要があります．健康教育の計画とは，この意思決定の積み重ねであるともいえます．そして，この意思決定を行う場合の根拠として，「対象者調査」が必要だということです．

　例えば，「対象者調査」を行わずに，自分たちの想像や直感だけに頼って計画した健康教育では，対象者の行動変容につながる可能性は低いと考えます．健康教育で勧める行動に対して，対象者がどう考え，どのように感じているかを調べ，その調査結果に基づいて健康教育を行ったほうが，成功の可能性が高まるということです．

　「対象者調査」といっても，ちょっとした個別のインタビューやフォーカス・グループ，対象者全体に対するアンケート調査など，さまざまな方法があります．

　なお，健康教育で活用できる調査データは，以下のように，「1次データ」と「2次データ」の2つに分けられます[1,2]．

「1次データ」：今回取り組む健康教育のために，新たに自分たちで調査を行って得られたデータ
「2次データ」：既に他の組織などで行われた調査によって得られたデータ

健康教育は，時間や予算，人員など，限られた資源で行わなくてはいけないため，できるだけこれらの資源を有効活用することが必要です．

　「1次データ」を集めるには，かなりの時間や労力を要します．そのため，健康教育に必要なデータをすべて「1次データ」でまかなおうとすると，コスト的に大変になりかねません．ですから，健康教育ではまず，利用可能な「2次データ」の活用が勧められます．

　もちろん，健康教育を行うにあたって，どうしても今回新たに調べる必要のあることや，他の組織の調査結果が今回の健康教育に当てはめにくい場合は，「1次データ」が必要です．

　「1次データ」と「2次データ」のどちらを活用するにしても，今回の健康教育では，なぜ彼らをターゲットにしたのか，なぜそのような内容にしたのか，なぜそのようなポスターやチラシにしたのかなどについて，"「対象者調査」の結果から，そのようにした"という意思決定の流れが重要だということです．

　健康教育のすべての意思決定を「対象者調査」に基づいて行うことは，現実的には無理かもしれません．しかし，できるだけそうすることで，健康教育で勧める行動を対象者に採用してもらえる可能性が高くなると考えます．

> **Point!**
> 　健康教育では，さまざまな意思決定を行う上で，その決定の根拠として，「対象者調査」を行うことが必要．

■文献
1) Kotler P and Lee NR : Social marketing : influencing behaviors for good. (3rd ed.) Sage Publications, pp.76-77, 2008.
2) Weinreich NK : Hands-on social marketing : a step-by-step guide. Sage Publications, pp.28-29, 1999.

13 「結果」は「行動変容」で判定される

　ビジネスの世界では，どんなによい商品であっても，売れなければ仕方がありません．

　つまり，「結果が問われる」ということです．

　健康教育でも，この「結果に対するこだわり」が求められます．

　健康教育において，対象者の「行動変容」には時間がかかる場合もあります．しかし，健康教育の結果判定は，**対象者がどれだけ「行動変容」したかによってなされる必要があります**．

　健康教育として，対象者に健康情報を伝えるだけであったり，対象者に「行動変容」への「やる気」になってもらうだけでは不十分です．実際に対象者の行動が変わらない限り，対象者の健康増進にはつながらないからです．

　健康教育において，対象者の「行動変容」という「結果」に本当にこだわることが，「行動変容を起こすにはどうすればよいのか」について，真剣に考えることにつながります．

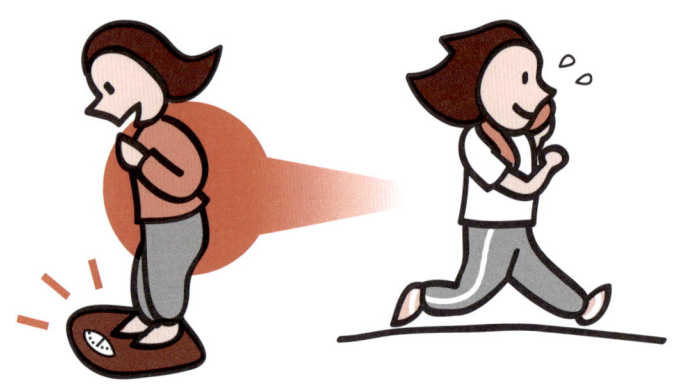

健康教育スタッフの皆さんに求められることは，対象者の「行動変容」という「結果」を出すために最善と思われる働きかけを考え，それを実行することです．

　健康教育で，対象者に「行動変容」してもらうことは簡単ではありませんが，健康教育スタッフの知識や経験，知恵や工夫を総動員し，「結果を出すため」の努力が求められます．

　ここで，『「結果を出すための」努力』と表現した理由は，求められるものは，努力の「量」ばかりではなく，その「質」も重要であるからです．

　いくら努力をしても，結果につながらなければ仕方がありません．

　ですから，まず，どんな努力をすれば結果につながりやすいかを考え，結果につながる「質」の高い努力をすることが求められます．

　ビジネスの分野でも，製品がたくさん売れている企業もあれば，製品が売れずに業績が悪化してしまう企業もあります．消費者の立場に立って，彼らのニーズを満足させることに真剣に取り組んでいる企業と，そうでない企業とでは，業績に違いが出るのは当然だと思います．

　健康教育でも，ある組織が行う健康教育と，他の組織が行う健康教育では，対象者の「行動変容」という「結果」に違いが出ることが考えられます．対象者の視点に立って，対象者の考えや価値観に合わせて働きかけを行った健康教育と，そうでない健康教育の結果に違いが生じることは，想像に難くありません．

> **Point!**
> 　健康教育では，対象者の「行動変容」という「結果」を出すことが重要で，そのためには，健康教育スタッフの知識や経験，知恵や工夫を総動員することが求められる．

14 「交換」

　ビジネスの世界では，消費者はお金を払うことと「**交換**」に，商品を手に入れます．

　ビジネスのマーケティングでは，この「交換」をいかに起こせるかがポイントになり，"マーケティングの本質は交換だ[1]"ともいわれます．

　それでは，「交換」はどのような時に起きるのでしょうか？

　皆さんが，お店で商品を購入する場面を思い浮かべてみてください．

　まず，皆さんがある商品に興味を持ったとします．しかし，すぐにその商品を買うとは限りません．まずは，その商品の値段が気になるのではないでしょうか？

　つまり，その商品は値段に見合ったものなのかということです．

　例えば，その商品が気に入っても，値段が高く，その値段に見合うほどの商品ではないと感じたら，買う気も起きなくなるでしょう．

　つまり，「交換」が起きるのは，その商品の値段（手に入れるために払うコスト）に見合ったメリットが得られると思える時，といえます．

　この「交換」を健康教育に当てはめてみましょう．健康教育で対象者に運動を勧めるとします．対象者が運動という行動を採用する場合は，運動のために「時間を割く」「努力をする」「生活習慣を変える」など，さまざまなコストを払うことと「交換」に行うと考えられます．

　健康教育で勧める行動について「交換」が起きるために必要なことは，前述の商品購入の場合と同じです．

　つまり，運動をする上で払う**コストに見合うメリットが得られる**，と思えなければいけないということです．

コストに比べて得られるメリットが少ないと思えば，運動という行動は採用されないと考えます．

　健康教育で運動を勧める場合は，どちらかというと，運動のメリットを強調するのが一般的だと思います．

　しかし，健康によい行動を勧められた対象者は，その行動のメリットよりも，その行動をする上で払うコストが気になるだろうということも念頭に置き，働きかけを考える必要があります．つまり，対象者が感じるコストを減らす働きかけも重要だということです．

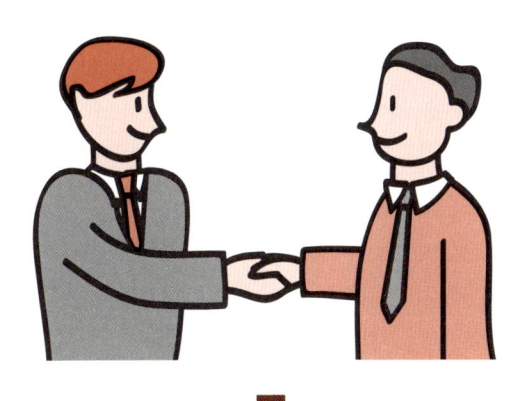

Point!

　健康教育で「交換」を起こすには，健康教育で勧める行動について，コストに見合うメリットが得られると対象者に感じてもらうことが必要で，そのためには，その行動のメリットに対する認識を強めて，コストに対する認識を弱めることが重要．

■文献
1) フィリップ・コトラー，トーマス・ヘイズ，ポール・ブルーム（著），白井義男（監修），平林　洋（訳）：コトラーのプロフェッショナル・サービス・マーケティング．ピアソン・エデュケーション，p25，2002．

15 「競争相手」に勝つために

「ビジネスの世界は競争である」といわれます．

自分の会社の製品を買ってもらうためには，他社の製品との「競争」に勝たないといけないということです．

日本には大きなビール会社がいくつかありますが，それぞれが多種多様なビールを販売しています．ただし，1人の人が1日に飲めるビールの量は限られていますので，ある会社のビールは，他社のビールだけでなく，自社の他のビールとも「競争」しているといえます．

健康教育でも，対象者に勧める行動には「**競争相手**」が存在します．

例えば，対象者に禁煙を勧める場合は，喫煙という行動が「競争相手」になります（タバコ会社も「競争相手」に含まれると思いますが）．

禁煙を勧める健康教育では，この喫煙という強力な「競争相手」に勝たないと，禁煙という行動を採用してもらえません．

それでは，「競争相手」に勝つには，どうすればよいのでしょうか？

そのためにはまず，相手をよく知ることです．

戦う相手のことをよく知らないで，相手に勝つための有効な作戦を立てることはできません．

具体的には，健康教育で禁煙を勧める場合は，「競争相手」の喫煙について，喫煙者がどんなメリットとデメリット（コスト）を感じているかを調べる必要があります．そして，対象者にとっての喫煙のメリットの認識を減らし，デメリットの認識を強める働きかけが必要になります．

例えば，禁煙を勧める健康教育の対象者が，喫煙のメリットとして「落ち着ける」ことを，喫煙のデメリットとして「金銭面の負担」を感じていたとします．

この場合,「競争相手」に勝つための働きかけとして,以下のことが挙げられます.

【メリットの認識を減らす】
　タバコを吸って「落ち着ける」というのは,ニコチンが身体から切れてイライラするのを,ニコチンを補充することで解消しているに過ぎず,タバコがイライラの原因を作っているということを説明する.

【デメリットの認識を強める】
　タバコを1日1箱吸うと,1年でいくらの出費になるか,また,将来タバコが原因で病気になった場合の治療費の負担についても指摘する.

　また,シーゲルら[1]は,健康教育で行動を勧める場合は,その行動を行うことが,対象者の核となるニーズを満たすことを示すだけでなく,「競争相手」の行動が,彼らの核となるニーズと対立することを示す必要があるといっています.

　例えば,若者が「自由でいたい」というニーズを持っていて,タバコは「自由な感じ」を与えてくれるから,喫煙をしているとします.彼らに禁煙を勧める場合は,タバコは依存状態になると,自由とは逆に,タバコに縛られてしまうことを示すのも1つの方法です.

> **Point!**
> 　健康教育で勧める行動には多くの場合「競争相手」が存在し,その「競争相手」に勝つには,「競争相手」の行動について,対象者が感じるメリットの認識を弱め,デメリットの認識を強めることが必要.

■文献
1) Siegel M and Lotenberg LD : Marketing public health : strategies to promote social change. (2nd ed.) Jones and Bartlett Publishers, p.61, 2007.

16 対象者に「満足」してもらう

　健康教育で，対象者に採用してもらった行動を続けてもらうには，どうしたらよいのでしょうか？

　ビジネスの世界では，ある製品を購入して「満足感」を感じた消費者は，その製品を購入し続ける可能性が高くなるといわれます．

　それと同じように，健康教育で行動を採用して「満足感」を感じた対象者は，その行動を続ける可能性が高いと考えます．

　つまり，健康教育でも，対象者に「満足感」を感じてもらうことが重要だということです．

　ところで，「満足感」は，「期待」と「結果」のバランスで決まるといわれています[1]．

　対象者に「満足感」を感じてもらうには，健康によい行動を採用して得られた「結果」が，「期待」以上であったと感じてもらう必要があります．

　逆にいうと，健康教育で勧める行動を行った「結果」が，「期待」はずれであれば，対象者は「不満足感」を感じ，その行動を続ける可能性が低くなるといえます．

　ですから，対象者に「満足感」を感じてもらおうという姿勢が健康教育スタッフ全員に行きわたり，"自分たちの仕事は，対象者に「満足感」を感じてもらうことである"というくらいの気持ちが，必要ではないかと思います．

　なお，アンドリーセン[2]は，対象者が「不満足感」を感じる原因とその対策について，次のように示しています（一部改変）．

【不満足感の原因】
(1) ポジティブな結果がそれほどすばらしくなかった
(2) ネガティブな結果が予想以上にあった
(3) 影響力のある人々がネガティブなフィードバックをした
(4) その行動を行うことが予想以上に難しかった

【不満足感への対策】
(1) その行動のメリットに対する期待をコントロールする
(2) その行動のメリットを目に見える形にする
(3) 影響力のある人々からのサポートを得るようにする
(4) 技術トレーニングを強化する

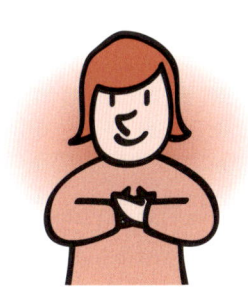

Point!

　健康教育で対象者に採用してもらった行動を続けてもらうには，対象者に「満足感」を感じてもらうことが必要で，そのためには，健康によい行動を採用して得られた「結果」が，「期待」以上であったと感じてもらうことが重要．

■文献
1) フィリップ・コトラー（著），恩藏直人（監修），月谷真紀（訳）：コトラーのマーケティング・マネジメント 基本編．ピアソン・エデュケーション p.28, 2002.
2) Andreasen AR：Marketing social change：changing behavior to promote health, social development, and the environment. Jossey-Bass, pp.281-284, 1995.

17 対象者の「迷い」をなくす

　ビジネスの世界でよくいわれることですが，ある人が車を購入した後で，"本当にこの車でよかったのだろうか"と思い，無意識のうちに，街を走っている自分と同じ車に目がいったり，その車のCMや広告に普段よりも注意が向くということがあります．

　"他の人も乗っていて人気があるから"とか，"CMや広告であれだけ宣伝しているのだから"と思うことで，"自分の選択は間違っていなかった"と安心するわけです．

　このようなことは，特に，高価なものや，買い替えがしにくいものの場合に見られる現象だといえます．

　このことは，健康教育にも当てはめることができます．

　健康教育で勧める行動で「高価」なものというのは，対象者にとって，その行動を行う上で払う「コスト」が大きいと感じられる行動のことです．そのような行動の代表として，「禁煙」が挙げられます．

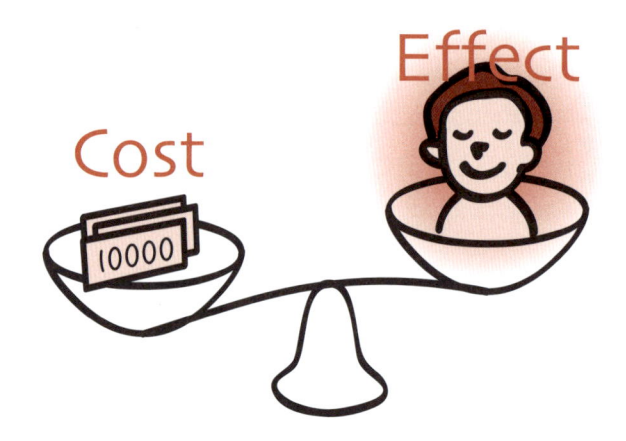

例えば，喫煙者が禁煙をする場合に感じる「コスト」としては，以下のようなものが考えられます．

イライラする
慣れ親しんだものを失う
太る
時間を持てあます
手持ち無沙汰になる etc.

　このような「コスト」を払って禁煙するということは，本人にとってかなり「高い買い物」をしたという感覚になると思います．
　そうであれば，禁煙した後で"本当に禁煙してよかったのだろうか"という「迷い」が生じたとしても，不思議ではありません．
　そのような「迷い」が解消されないままでいると，ちょっとしたことで喫煙を再開してしまう可能性もあります．
　そのような「迷い」をなくすために，"**あなたの選択は正しかったのですよ**"という働きかけが必要です．
　具体的には，例えば，禁煙したことで，今後病気になるリスクが減ることを折に触れて伝えたり，ちょっとした自覚症状の改善に注目することなどです．

> **Point!**
> 　健康教育で「コスト」を払って行動変容した対象者には，"その選択は間違っていなかった"と思ってもらえるように，対象者の「迷い」をなくす働きかけが必要．

パート3

健康教育のブランド化

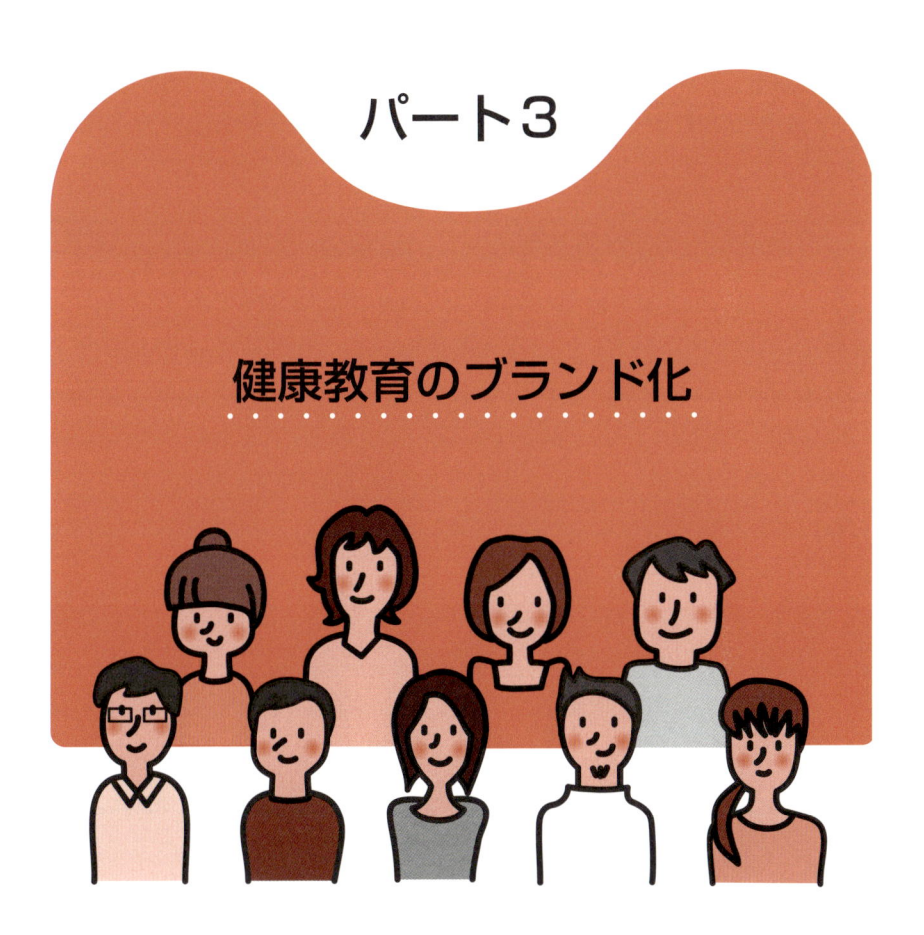

　ここでは，健康教育の「ブランド化」について説明します．具体的には，「ブランド」や「ブランド・アイデンティティ」の考え方，健康教育の「ネーミング」や「キャッチコピー」を作る上でのポイントなどについて，取り上げます．

18 「ブランド」と「ブランド化」

　皆さんは,「ブランド」という言葉を聞くと, 何を思い浮かべますか？いくつかの有名なブランドの名前が思い浮かんだ方もいるでしょう.

　「ブランド」というと,「高価で品質のよい製品」というイメージがあるかもしれませんが,「ブランド」とは, 何も高価なものだとは限りません.

　例えば,「コカ・コーラ」は, 世界的な「ブランド」だといえます.

　つまり, 多くの消費者に愛着や信頼, 思い入れを感じてもらうことができれば, その会社や製品は, いわゆる「ブランド」であるということです. そして, 会社や製品が「ブランド」になれば, その製品を買い続けてもらえる可能性も高くなります. そのため, 企業は「**ブランド化**」(ブランドづくり, ブランディング) に精を出すのです.

　健康教育でも, 健康教育自体の「ブランド化」[1]を目指すことが勧められます.

　例えば, ある健康教育に対して, 多くの対象者が愛着や信頼, 思い入れを感じるようになった場合, その健康教育は「ブランド」であるといえます. そして, 対象者にとって, その健康教育で勧める行動への「やる気」が高まったり, その行動を続ける可能性も高くなると考えます.

　健康教育の「ブランド化」の一つの方法として, 健康教育に名前やキャッチフレーズをつけたり, キャラクターやロゴを作ったりすることが挙げられます.

　健康教育ではありませんが, キャンペーンに名前をつけて「ブランド化」を図ったよい例として,「クールビズ」があります.

　「クールビズ」とは, 平成17年から環境省が中心になって行っている,

夏の軽装化キャンペーンです．「クールビズ」と聞くと，ビジネスの場面で夏でも涼しく（クールな），というイメージが浮かんできます（ちなみに，ビズは「ビジネス」を表す造語です）．

　もちろん，健康教育に名前やキャッチフレーズをつけさえすれば，すぐに「ブランド」になるというわけではありませんが，健康教育に名前やキャッチフレーズをつけたり，キャラクターなどを作成するメリットについて，以下に記しておきます．

(1) 覚えてもらいやすい
　世の中の多くの物には名前があり，名前があるから記憶に残りやすくなると考えます．健康教育にも名前がついていれば，対象者に覚えてもらいやすくなります．

(2) イメージが伝わりやすい
　健康教育の名前やキャッチフレーズによって，あるイメージが伝わりやすくなります．また，キャラクターやロゴによって，視覚的にイメージを伝えることもできます．

(3) 愛着が持てる
　健康教育に名前やキャッチフレーズ，キャラクターなどが存在すると，健康教育スタッフと対象者の双方が，その健康教育に愛着を持てます．

> **Point!**
> 　健康教育の成功のための一つの方法として，健康教育の「ブランド化」が挙げられ，多くの対象者がその健康教育に対して，愛着や信頼，思い入れを感じるようになった場合，その健康教育は「ブランド」になったといえる．

■文献
1) Evans WD and Hastings G (eds.): Public health branding : applying marketing for social change. Oxford University Press, 2008.

19 「ブランド・アイデンティティ」

　前項18では,「ブランド」と「ブランド化」について述べましたが,「ブランド化」の第一歩は,「ブランド・アイデンティティ」について考えることです.

　「ブランド・アイデンティティ」とは，次のように定義されます.

"ブランド・アイデンティティとは、あなた（製造業者）が、あなたのブランドについて、消費者にどのように考え、感じて、行動してもらいたいか（ということ）である[1]"

　健康教育の「ブランド化」のためには，まず，対象者にその健康教育を「どういうものとして感じてもらいたいか」という,「ブランド・アイデンティティ」を決める必要があります.
　そして，目指す「ブランド・アイデンティティ」が決まれば，健康教育のすべての働きかけにおいて，その「ブランド・アイデンティティ」が感じられるように努力することが求められます.
　例えば，運動を勧める健康教育を行う場合,「ブランド・アイデンティティ」として，対象者に今回の健康教育を「楽しいもの」として感じてもらいたいと考えたとします．その場合は，健康教育のすべての場面において,「楽しさ」が感じられるようにしなくてはいけないということです（健康教育の内容をはじめ，ポスターやチラシなど，あらゆるコミュニケーションの機会を通じて）．

このような努力を続けることで，対象者にとって，その健康教育があたかも一つの「パーソナリティ」を持つように感じられ，その健康教育に対する愛着が生まれていくと考えます．

　ここで注意すべきことは，健康教育で特定の「ブランド・アイデンティティ」を感じてもらおうと思って働きかけても，対象者にそのように感じてもらえるとは限らないということです．

　実際に消費者がその「ブランド」についてどう考え，どう感じるかを「ブランド・イメージ」といいますが[1]，「ブランド・アイデンティティ」と「ブランド・イメージ」が一致しないこともあります．

　ですから，健康教育で「ブランド・アイデンティティ」を決めて働きかけをしていく中で，対象者が実際にどういう「ブランド・イメージ」を持っているかにも，注意する必要があります．

　目指す「ブランド・アイデンティティ」と，対象者が抱く「ブランド・イメージ」にギャップがある場合は，原因を探って，そのギャップを小さくする努力をしなくてはいけません．

> **Point!**
> 　健康教育の「ブランド化」のためには，対象者に健康教育をどういうものとして感じてもらいたいかという「ブランド・アイデンティティ」を決め，それに基づいて，あらゆる場面で，その「ブランド・アイデンティティ」が感じられるように努力することが必要．

■文献
1) フィリップ・コトラー，ナンシー・リー（著），スカイライト コンサルティング（訳）：社会が変わるマーケティング 民間企業の知恵を公共サービスに活かす．英治出版，p.166，2007．

20 「一貫したイメージ」で統一する

　前項19では,「ブランド・アイデンティティ」について述べました.
　健康教育の「ブランド化」のためには,対象者に健康教育をどういうものとして感じてもらいたいかという「ブランド・アイデンティティ」を決め,そのアイデンティティを感じてもらうように,努力しなくてはいけないということです.
　対象者に「ブランド・アイデンティティ」を感じてもらう努力としては,健康教育のさまざまな部分を,**「一貫したイメージ」**で統一することが必要です.
　なぜ「一貫したイメージ」が大事かというと,健康教育で「一貫したイメージ」が感じられないと,対象者にとって健康教育の特徴が感じられず,安心感が得られないからです.そうなっては,健康教育そのものへの愛着や思い入れも芽生えにくく,健康教育の「ブランド化」は難しくなります.
　この「一貫したイメージ」を貫く場合は,やり過ぎということはないと思います.
　つまり,対象者が健康教育に接するあらゆる場面において,「一貫したイメージ」が伝わるように「徹底して」努力する必要があるということです.そうして初めて,対象者に"今回の健康教育はこんなイメージだ"と感じてもらえるのだと思います.
　このことについて,前項19では,『その健康教育があたかも一つの「パーソナリティ」を持つように』という表現を使いました.
　例えば,人に関して"あの人は明るい人だ"という場合は,多くの場面で,その人がだいたい一貫して「明るい」振る舞いをするということ

です．そして，それが一貫しているので，その人に対するイメージが定着すると考えます．

健康教育でも同じように，あらゆる場面で一貫して同じ印象が感じられるように，意識して努力することが重要だということです．

また，目指す「一貫したイメージ」を決めることは，健康教育スタッフにもメリットがあります．

「今回の健康教育は，こんなイメージで行う」と決めることで，働きかけの方向性がはっきりします．そのため，健康教育のさまざまな意思決定をする上で，目指すイメージをその判断基準にすることができるのです．

例えば，今回の健康教育は「楽しさ」をテーマに行うと決めたら，チラシやポスターは，「楽しさ」が感じられるものを作ればよいわけです．つまり，目指すものが明確なので，選択肢が絞られて作りやすいといえます．

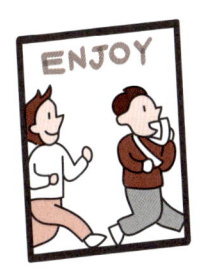

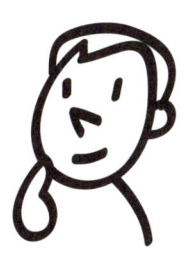

また，健康教育の内容を考える場合も，判断基準は「楽しさ」ということですから，「楽しさ」が感じられるような内容を検討すればよいことになります．

> **Point!**
> 健康教育では，対象者に「一貫したイメージ」を持ってもらえるように，働きかけることが重要．

21 「ネーミング」が大事

　ビジネスの世界で商品の売れ行きを左右するものとして,「商品名」が挙げられます.

　実際に,同じ商品であっても,「**ネーミング**」を変えただけで売り上げが急に伸びたという例もあります.

　つまり,「ネーミングは商品の売れ行きを左右する」ということです.

　健康教育でも,その「ネーミング」の良し悪しが,健康教育の成功のための重要な要素であると考えます.

　それくらい重要な「ネーミング」ですが,商品につける名前の望ましい特徴として,コトラーら[1]は,次の4つを挙げています（一部改変）.

（1）発音しやすい,覚えやすい
（2）商品の利点を明確に示している
（3）商品の性質を明確に示している
（4）他と紛らわしくない

　この4点について,花王の「ヘルシア」を例にして,説明します.

（1）発音しやすい,覚えやすい

　「ヘルシア」と声に出してみると,それが,「発音しやすさ」と「覚えやすさ」を兼ね備えた「ネーミング」であることが分かります.

　ただし,「ネーミング」については,「発音しやすい」から「覚えやすい」とか,「発音しづらい」から「覚えづらい」とは限りません.

（2）商品の利点を明確に示している

　商品名によって，その商品のメリットが分かるような「ネーミング」がよいということです．

　「ヘルシア」という「ネーミング」は，「ヘルシー」という言葉から作られたと想像され，「健康によい」というメリットがストレートに伝わってきます．

（3）商品の性質を明確に示している

　商品の「性質」とは，その商品が持っている「特徴」のことです．

　「ヘルシア」は特定保健用食品であり，その「ネーミング」から，健康飲料という「特徴」を示していると考えられます．

（4）他と紛らわしくない

　もしも，「ヘルシア」と似た名前の飲み物があると，区別しづらく，商品としてのインパクトも薄れてしまいますが，そのような飲み物はすぐに思い浮かびません．

> **Point!**
> 「ネーミングは商品の売れ行きを左右する」ということで，健康教育に名前をつける場合も，（1）発音しやすい，覚えやすい，（2）商品の利点を明確に示している，（3）商品の性質を明確に示している，（4）他と紛らわしくない，の4点を参考にする．

■文献
1) フィリップ・コトラー，エデュアルド・L・ロベルト（著），井関利明（監訳）：ソーシャル・マーケティング ―行動変革のための戦略―．ダイヤモンド社，p.173，1995．

22 よい「キャッチコピー」とは？

　健康教育では，「**キャッチコピー**」を作ることがあると思いますが，「キャッチコピー」とは，文字通り，対象者の「心をつかむ」ものでなくてはいけません．

　巷にはたくさんの情報が溢れていますが，人はすべての情報に同じように注意を払っているわけではありません．情報にちょっと触れて「自分には関係ない」と思えば，その情報はすぐにスルー（無視）されてしまいます．健康教育では，情報をスルーされないためにも，「キャッチコピー」を工夫して，対象者に興味と関心を持ってもらう必要があります．

　それでは，よい「キャッチコピー」とは，どのようなものをいうのでしょうか？よい「キャッチコピー」の条件として，次の3つを挙げたいと思います．

（1）興味や関心を引く
（2）イメージが伝わる
（3）記憶に残る

それぞれについて，以下に説明します．

（1）興味や関心を引く

　対象者に「面白そうだ」とか，「興味がある」と思ってもらえるということです．「面白そうだ」と思ってもらうには，少し視点を変えたり，言葉遣いに一工夫を加えたりすることも必要でしょう．また，「興味が

ある」と思ってもらうには，対象者がどんなことに興味を持っているかを知ることも重要です．

(2) イメージが伝わる

あるイメージが明確に伝わったり，そのイメージが広がるということです．そのためには，どんなイメージを伝えたいのかをあらかじめ考え，それに基づいてコピーを作る必要があります．ちょっとした言葉遣いの違いによっても，イメージというのは随分と変わるものです．

(3) 記憶に残る

一度聞いたら，忘れないということです．例えば，覚えようという努力を一切していないのに，頭の中に強く残っていて，自然に口に出てくるようなコピーが望まれます．

よい「キャッチコピー」を作る手始めとして，まず，たくさんのコピーに触れることから始めてみてはいかがでしょうか？　巷には「キャッチコピー」が溢れています．電車や地下鉄，テレビや新聞，雑誌，インターネット上には多くの宣伝広告があり，そこには多くの場合，「キャッチコピー」がついています．

そのような「キャッチコピー」を日ごろから意識して見るようにし，"このコピーは面白い"とか，"このコピーは人の気持ちをつかんでいる"と思えるようなコピーを探してみるのです．また，健康教育の対象者がよく読んでいると思われる雑誌に目を通すのも，お勧めです．その雑誌で使われている「キャッチコピー」も参考になると思います．

> **Point!**
> 健康教育で「キャッチコピー」を作る場合は，(1) 興味や関心を引く，(2) イメージが伝わる，(3) 記憶に残る，の3点に留意する．

パート4

メッセージの伝え方

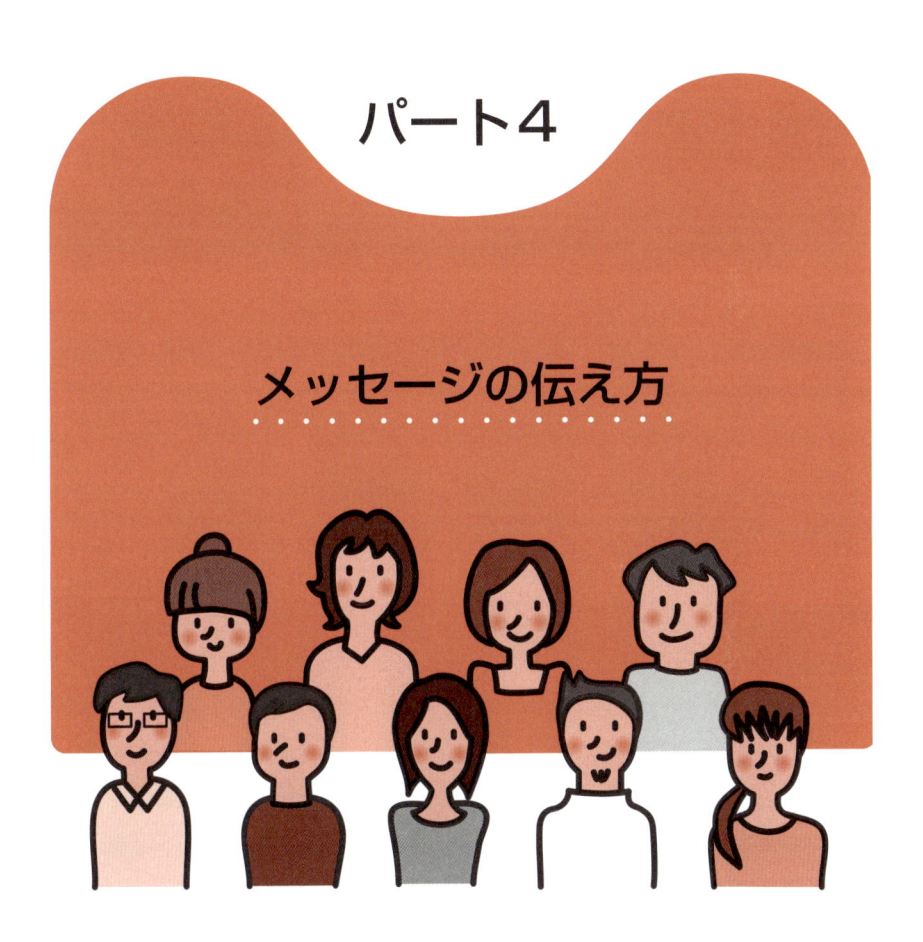

　ここでは，健康教育でメッセージを伝える場合のポイントについて説明します．具体的には，「誰に何を伝えるか」や，「具体的なイメージを抱いてもらう」こと，「感情面のメリットも伝える」ことなどについて，取り上げます．

23 マテリアルは「第一印象」が大事

　健康教育を行う場合に，ポスターやチラシなどの**マテリアル**を作成することがあると思います（「マテリアル」とは「資料」の意味です）．

　マテリアルを作成する場合のポイントは，そのマテリアルを見て，対象者がどんな「**第一印象**」を持つかということです．

　「第一印象」というものは，理屈ではなく感覚的なものです．

　そして，マテリアルの「第一印象」が，対象者がその健康教育全体に対して抱くイメージにつながりやすいため，「第一印象」の影響は大きいと考えます．

　マテリアルを作成する場合は，対象者にどんなイメージを抱いてもらいたいかという意図（狙い）を持って，作る必要があります．

　マテリアルの作成の流れとしては，まず原案を作成し，ターゲットとなる対象者に事前テストとして原案を見てもらい，その「第一印象」を尋ねることが大事です．

　そして，マテリアルに対して，意図したイメージと違うイメージを対象者が感じていることが分かれば，意図したイメージを対象者に感じてもらえるようになるまで，マテリアルの改善作業を続けなくてはいけません．

　ところで，私が今まで見たポスターの中で，最も印象に残っている1枚があります．

　それは，大阪の地下鉄の構内に貼られていたと記憶していますが，次の言葉が大きく書かれているものでした．

「チカン　アカン」

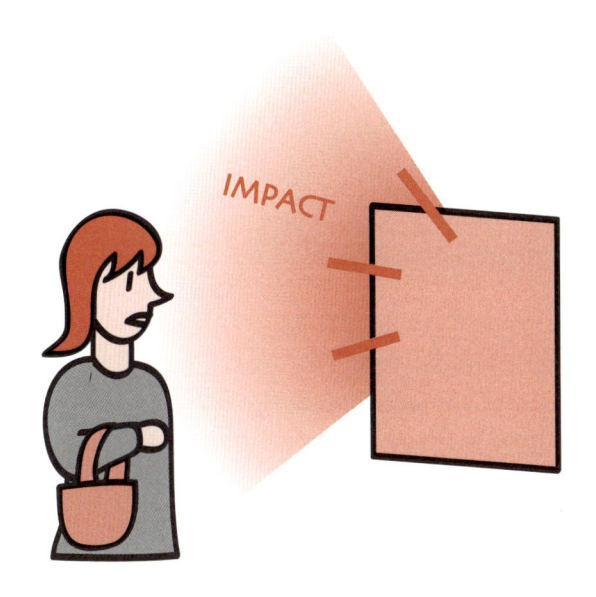

「チカン」と「アカン」が，それぞれポスターの左右半分に書かれているもので，「チカン アカン」という短く韻を踏んだフレーズによって，今でも強く記憶に残っているのだと思います．

　ポスターを作成した側の意図は，このポスターをインパクトのあるものとして印象づけたいということだったと思いますが，その意図は十分に果たされていたと考えます．

　また，「自分にはポスターやチラシをデザインする才能がない」と思っている方は，例えば，デザインやレイアウト，配色などに関する本を読むことをお勧めします．

> **Point!**
> 　健康教育でマテリアルを作成する場合は，対象者にどんな「第一印象」を抱いてもらいたいかという意図を持ち，作成することが必要．

24 誰に対して何を訴えるか

　ビジネスの世界では，商品を勧める場合に，ターゲットとなる消費者が「誰」で，「何」を強調して訴えるかが重要になります．
　つまり，「誰に対して何を訴えるか」ということです．
　ターゲットとする消費者が異なれば，そのニーズや価値観も違うと考えられるため，商品を勧める場合に，「何」を強調して訴えたらよいかも変わります．
　このことは，健康教育にも当てはまります．
　例えば，健康教育で運動を勧める場合，運動のメリットというのは，以下のようにいろいろ考えられます．

- 健康になれる
- シェイプアップにつながる
- 体力がつく
- ストレスの発散になる
- 高血圧が改善する
- 血糖値がよくなる
- 風邪をひきにくくなる
- 便秘が改善する etc.

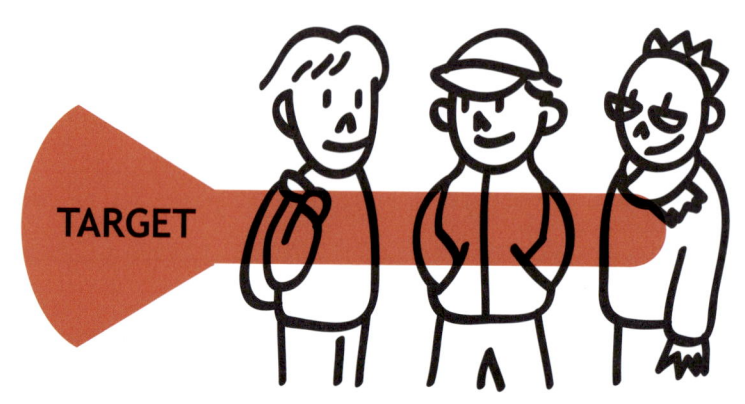

健康教育で運動を勧める場合に，ターゲットとなる対象者が異なれば，「こうなりたい」とか「こうありたい」というニーズも違う可能性があります．

　その場合，対象者のニーズを調べ，対象者のニーズに合った運動のメリットを強調することで，運動への「やる気」を高めることができると考えます．

　運動のメリットを強調して勧める場合のイメージは，6つの面に1つずつ運動の異なるメリットが書かれたサイコロがあり，サイコロのどの面を見せて勧めるとよいか，という感じです．

　例えば，「シェイプアップしたい」というニーズを持つ対象者には，「運動はシェイプアップに効果的」と書かれたサイコロの面を見せ，「ストレスを発散したい」というニーズを持つ対象者には，「運動はストレス発散に効果的」と書かれたサイコロの面を見せて，運動を勧めるというイメージです．

　逆にいうと，「シェイプアップしたい」というニーズを持つ対象者に，「運動はストレス発散に効果的」だと強調したり，「ストレスを発散したい」というニーズを持つ対象者に，「運動はシェイプアップに効果的」だといくら強調しても，有効な働きかけにはなりません．

Point!

　健康教育で対象者に行動を勧める場合は，「誰に対して何を訴えるか」ということで，ターゲットが「誰」で，「何」を強調して訴えたらよいかを考えることが必要．

25 「具体的なイメージ」を抱いてもらう

　例えば，健康教育で運動を勧める場合に，パンフレットに「運動はダイエットに効果的」「運動すれば体力がつく」「運動でストレス発散」と書かれていても，説明の仕方に工夫をしないと，対象者の心をつかむことはできないと思います．

　健康教育のメッセージを強く訴えるものにするには，対象者の心の中に「具体的なイメージ」を湧かせる必要があります．

　例えば，「運動はダイエットに効果的」であることについて，「具体的なイメージ」を抱いてもらうために，次のように伝えるのも一つの方法です．

【女性に対して】「1 サイズ小さな服が着られる」
【男性に対して】「ベルトの穴が 1 つ減る」

　対象者に「具体的なイメージ」を抱いてもらうためのポイントとして，以下の3点が挙げられます．

(1) 具体的な記述をする

　一般的な表現や抽象的な表現ではなく，できるだけ具体的な記述をすることです（先の例でいえば，「1 サイズ小さな服」とか，「ベルトの穴が1つ減る」など）．

(2) モデルを提示する

　「自分と同じような人」と思ってもらえるモデルを提示し，その人が実際にその行動をすることでどんなメリットを得たかを，伝えてもらう

ということです．
（3）図やイラストを用いる
　いわゆる，「情報の視覚化」です．

　なお，健康教育では，対象者に疾病の疫学に関する「数字」を伝える場合があると思いますが，その時も，対象者に「具体的なイメージ」を抱いてもらえるような工夫が必要です．
　例えば，次の2つの表現を比べてみてください．

（1）日本では，年間約30,000人の人が自殺している．
（2）日本では，1日平均約80人の人が自殺している．

　どちらも，同じ事実を異なる言い方で表現しているわけですが，受ける印象はだいぶ違うと思います．
　（1）のほうは，自殺者の数の多さが強く伝わる表現ですが，（2）のほうは，自殺ということが生々しく実感を持って伝わる表現になっているのではないでしょうか．
　（1）と（2）の表現のどちらがよいかは，状況によって変わると思いますが，同じ事実であっても，伝え方によってイメージが違ってくることの一例として挙げました．

> **Point!**
> 　健康教育で対象者にメッセージを伝える場合は，できるだけ対象者に「具体的なイメージ」を抱いてもらえるように，（1）具体的な記述をする，（2）モデルを提示する，（3）図やイラストを用いる，の3点が重要．

26 「感情面のメリット」も伝える

　健康教育で対象者に行動を勧める場合，"その行動を行うと，このようなよいことがありますよ"と，行動のメリットを強調することが多いと思います．

　そもそも，その行動をすることで自分にメリットがあると思えないと，「やる気」が起きにくいのは当然だと考えます．

　例えば，健康教育で運動を勧める場合のメリットの伝え方としては，"運動をすれば，やせられますよ"とか，"運動をすれば，高血圧が改善しますよ"などが挙げられます．

　対象者は，運動をすればやせたり，高血圧がよくなったりするというメリットが得られると期待して，運動への「やる気」が高まると考えます．

　ところで，「やせる」とか「高血圧が改善する」というメリットは，運動によって直接得られるメリットですが，メリットには，他の種類のメリットもあります．

　それが，**「感情面のメリット」**です．

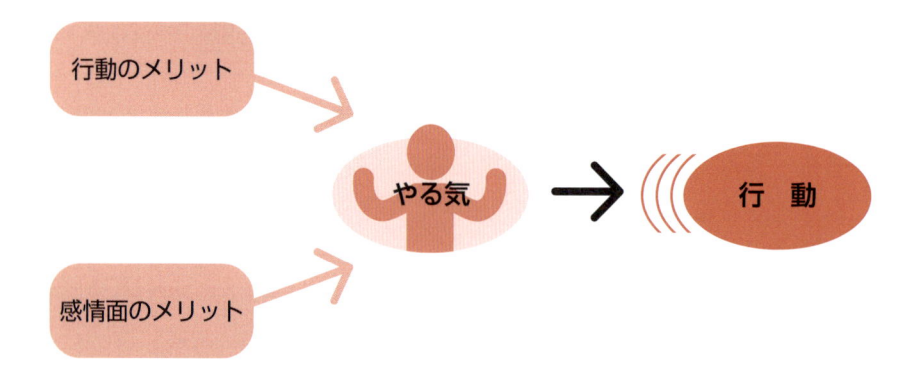

行動のメリット　→　やる気　→　行動
感情面のメリット　↗

「感情面のメリット」とは，気持ちの上で感じるメリットのことです．

例えば，運動の「感情面のメリット」としては，運動をしてやせることで，「自信」が出るとか，運動をして高血圧が改善することで「安心」できるなどのように，「自信」や「安心」が挙げられます．

この場合，健康教育では，"運動をすれば，やせて「自信」が持てますよ"とか，"運動をすれば，高血圧がよくなって「安心」できますよ"と伝えることも可能です．

「**人は感情の動物である**」といわれます．

このように，運動することの直接的なメリットばかりでなく，その直接的なメリットが得られる結果，「感情面のメリット」も得られることを示すと，更に対象者の「やる気」を引き出しやすくなると考えます．

なお，「感情面のメリット」としては，「自信」や「安心」の他に，「幸福」や「癒し」，「充実感」なども考えられます．

健康教育のメッセージとして，どんな「感情面のメリット」を強調して伝えればよいかは，ターゲットとなる対象者がどんな「感情面のメリット」を求めているかを把握して，検討することが必要です．

> **Point!**
> 健康教育で行動を勧める場合は，「感情面のメリット」も伝えること．

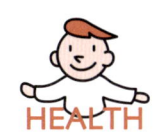

27 「一面的メッセージ」と「二面的メッセージ」

　健康教育で勧める行動のメリットを対象者に伝える場合，その伝え方には，以下のように「一面的メッセージ」と「二面的メッセージ」があります[1]．

「一面的メッセージ」：その行動のメリットだけを伝え，デメリットには触れないこと
「二面的メッセージ」：その行動のメリットとデメリットの両方を伝えること

　この2つのメッセージについて，健康教育で禁煙を勧める場合を例にして，以下に示します．

【一面的メッセージ】
禁煙すれば，健康になれます．
禁煙すれば，お金が浮きます．
禁煙すれば，家族も喜びます．

【二面的メッセージ】
禁煙はラクではないかもしれませんが，健康になれます．
禁煙はラクではないかもしれませんが，お金が浮きます．
禁煙はラクではないかもしれませんが，家族も喜びます．

　研究の結果から，「一面的メッセージ」は，既にその行動に対して好

意的な（前向きな）人々に対してよく作用し，「二面的メッセージ」は，その行動にまだ気持ちが傾いていない人々によく作用する可能性が指摘されています[2]．

例えば，禁煙に既に前向きな人には，"禁煙すれば，健康になれます"という，「一面的メッセージ」が効果的だと思われます．

禁煙する気があまりない人や，禁煙のデメリットを強く感じている人は，"禁煙すれば，健康になれます"という「一面的メッセージ」に対して，次のように反応する可能性も考えられます．

"そんなことは分かっている．でも，やめたくてもなかなかやめられないのがタバコなんだよ"

このような場合，本人が感じている禁煙の妨げやデメリットについて，こちらが理解していることを示した上で禁煙のメリットを伝えるという，「二面的メッセージ」のほうが受け入れられやすい場合もあると思います．

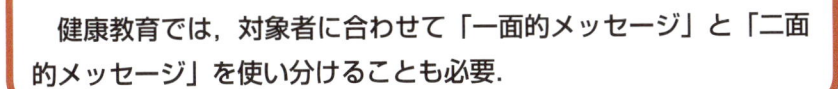

> **Point!**
> 健康教育では，対象者に合わせて「一面的メッセージ」と「二面的メッセージ」を使い分けることも必要．

■文献
1) Siegel M and Doner L : Marketing public health : strategies to promote social change. (2nd ed.) Jones and Bartlett Publisher, p.375, 2007.
2) Kotler P and Roberto EL : Social marketing : strategies for changing public behavior. Free Press, p.196, 1989.

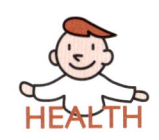

パート5

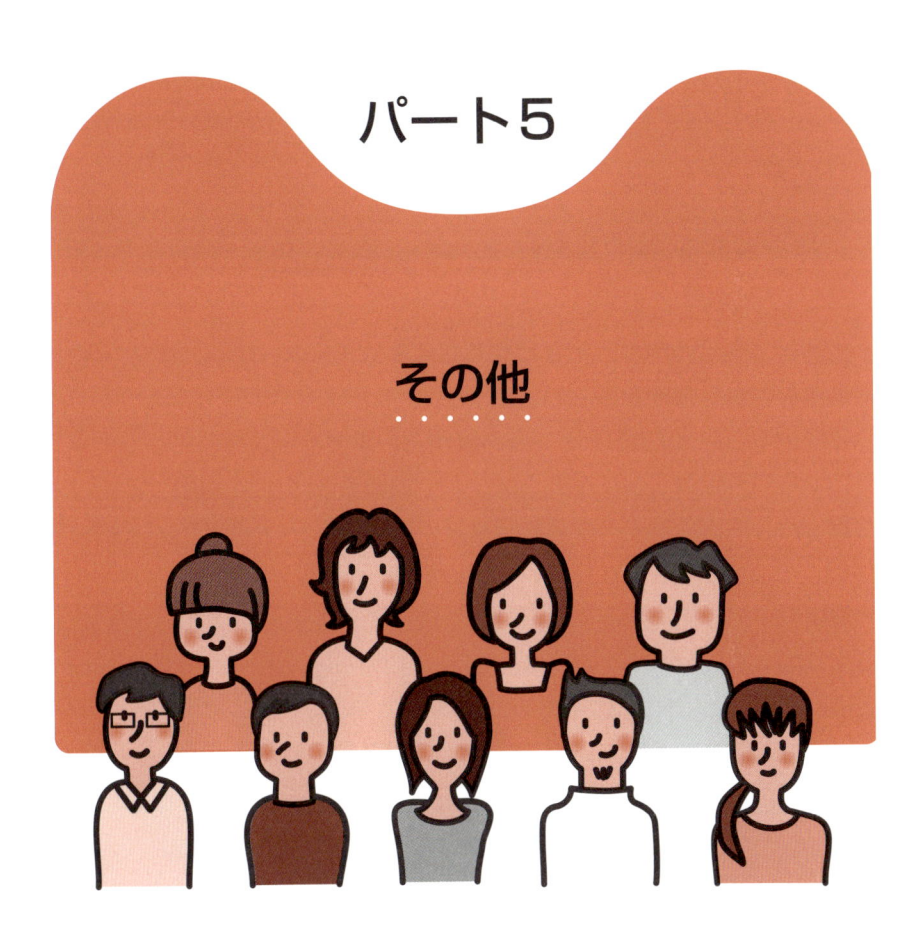

その他

　ここでは，健康教育を行う上で知っておくと役立つ事柄について，説明します．具体的には，「口コミ」や「よいチーム作り」のための考え方，「フォーカス・グループ」などについて取り上げます．

28 「口コミ」の活用

　人は日常生活の中で，テレビや新聞，本やインターネットなど，さまざまなものから情報を得ています．
　その中でも，「口コミ」というのは情報の重要な伝達経路の一つです．
　口から口へのコミュニケーションが「口コミ」ですが，皆さんも，物を買ったり映画を観たりする場合など，そのきっかけが「人から勧められて」ということも少なくないと思います．
　健康教育では，対象者にいろいろな情報を伝えますが，その対象者から周りの人に健康教育のメッセージを「口コミ」で伝えてもらえれば，更に望ましいといえます．
　以下に，健康教育で「口コミ」を起こしやすくするポイントについて示します．

(1) 耳寄りな情報であること
　「口コミ」として人に伝えたくなる情報は，自分は知っていても，相手は知らないと思えるような情報です．
　つまり，「耳寄りな情報」です（例えば，人に対して，"ねえちょっと，○○って知ってる？"と言いたくなるような情報）．
　その意味で，健康教育で対象者に伝えるメッセージの中には，あまり一般の方が知らないような「耳寄りな情報」を含めることが勧められます．

(2)「満足感」を感じてもらうこと
　健康教育で勧める行動を行うことで「満足感」を感じた対象者は，それを周りの人に伝えたくなると考えられます．

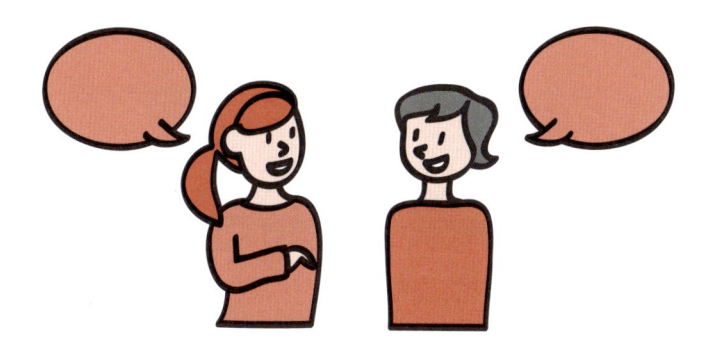

その行動をすることで「こんなメリットがあった」ということを，周りの人に伝えてもらえるように，対象者に「満足感」を感じてもらうことが重要です．

　ただし，人の口から口へ伝わる「口コミ」は，よいことばかりが伝わるわけではありません．

　例えば，健康教育として運動教室を開いた場合に，教室に参加して「満足感」を感じた人は，周りの人に教室のよさを伝えてくれる可能性がありますが，教室に参加して「不満足感」を感じた人は，周りの人に教室に対する不満を伝えかねません．つまり，悪い「口コミ」が広がってしまう可能性があるということです．

　健康教育で勧める行動を採用したり，サービスを利用した人の周りには，「口コミ」の相手となりうる多くの人がいることを忘れてはいけません．

Point!

　健康教育を行う場合は，よい「口コミ」が起きることを目指して，耳寄りな情報を伝えたり，「満足感」を感じてもらうことが必要．

29 「よいチーム」を作るには？

　健康教育を行う場合に，状況によって，何人かのスタッフが協力して行うこともあると思います．スタッフの数が多くなって，うまく作業を分担できれば，短時間でより多くの仕事をこなせます．また，複数の健康教育スタッフの知識や経験，技術などがうまくかみ合えば，より質の高い働きかけにつながることも期待できます．

　もちろん，単純に，関わるスタッフの人数が多ければよいというわけではありません．関わるスタッフの数が多くなるほど，考え方の違いなどから，いろいろな点で調整に苦労する場合もあると思います．そのようなことを防ぐには，初めの段階で，今回の健康教育では何を目指すのか，どんな基本的な約束のもとで協力し合うのかについて，スタッフの間できちんと確認しておくことが必要です．あとから，「こんなはずじゃなかった」と不満がたまってしまうと，健康教育全体の士気を下げてしまいかねないからです．

　また，自分の組織だけでは，健康教育に必要な予算や人員，スキルなどが不足している場合は，他の組織や個人と協力する必要も出てくるかもしれません．

　長年一緒に仕事をしてお互いに気心が知れていれば，チームを組んで仕事をしても，うまくいきやすいと思います．ただ，今回初めてチームを組んだメンバー同士であっても，チームワークを発揮して健康教育を成功に導いていかなくてはなりません．

　それでは，「よいチーム」を作るにはどうしたらよいのでしょうか？
　ロングら[1]は，健康教育で他の組織（や部署）のメンバーと「よいチーム」を作っていくためのコツとして，次の「3つのR」を挙げています．

(1) Respect：敬意

チームのメンバー同士が，お互いに敬意を持って仕事をするということです．そういう気持ちがないと，チームとしてのまとまりや士気が高まりにくいと考えます．

(2) Responsiveness：応答・感応

チームのメンバー同士が，お互いに反応し合い，意思の疎通をきちんと図るということです．

(3) Realistic expectations：現実的な期待

他の組織（や部署）の人とチームを組んで健康教育を行うということは，自分の組織に足りない資源（時間や予算，人員，スキル等）を補ってもらうという側面があります．

しかし，組織や部署によって仕事の進め方や物の考え方も違うでしょうし，提供できる資源にも限りがあります．

そのため，チームを組む相手に対して，健康教育への貢献について，現実的なレベルの期待を持つことが大事だということです．あまり相手に過剰な期待をしてしまうと，結果として期待はずれに感じてしまい，チームとしての士気が下がりかねません．

> **Point!**
>
> 健康教育で「よいチーム」を作るには，(1) Respect：敬意，(2) Responsiveness：応答・感応，(3) Realistic expectations：現実的な期待，の「3つのR」が重要．

■文献
1) Long T, Taubenheim AM, Wayman J, and Temple S : Practitioners talk turkey : the Heart Truth team's 10 top insights into what makes a campaign work. Social Marketing Quarterly 14 (3) : 80-83, 2008.

30 「1次ターゲット」と「2次ターゲット」

　健康教育を行う場合は，ターゲットとなる対象者を選ぶことが勧められます．

　その理由は，項目11「ターゲットを絞る」で述べたように，ターゲットを絞ることで，健康教育をより効果的かつ効率的なものにするためです．

　ターゲットとなる対象者の分け方として，以下のように「1次ターゲット」と「2次ターゲット」があります[1]．

「1次ターゲット」：健康教育で勧める行動を採用してもらいたい人々
「2次ターゲット」：「1次ターゲット」が行動変容することに対して，
　　　　　　　　　サポートや影響を与えることのできる人々

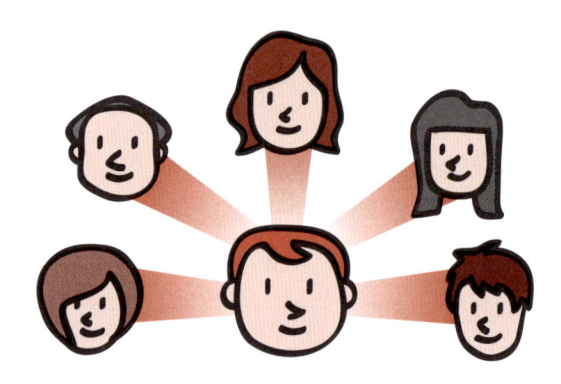

　例えば，禁煙を勧める健康教育の場合，「1次ターゲット」は禁煙を勧める対象となる喫煙者で，「2次ターゲット」は，その喫煙者に対して，

サポートや影響を与えることのできる人々になります（例えば，家族や友人など）．

項目3『「環境」にも働きかける』で述べたように，人の行動はいろいろな環境面からの影響を受けると考えられ，「周りの人からの影響」もその一つです[2]．

つまり，人が健康によい行動への「やる気」になる場合は，自分にとって大事な人々からの促しやサポートも重要だということです．

これは，誰から健康教育のメッセージを伝えてもらうのが効果的か，ということにも関係します．

「1次ターゲット」は，誰から健康によい行動を勧められると，最も「やる気」になりやすいかを考え，それを働きかけに活かすことが勧められます．

健康教育では，できれば，行動変容を促す「1次ターゲット」だけでなく，「2次ターゲット」からのサポートや影響を活用して，「1次ターゲット」の行動変容につなげる働きかけも検討することをお勧めします．

> **Point!**
> 健康教育を行う場合は，「1次ターゲット」の他に「2次ターゲット」となりうる人々がいないかを検討し，「2次ターゲット」から「1次ターゲット」への働きかけを活用することも重要．

■文献
1) Siegel M and Lotenberg LD : Marketing public health : strategies to promote social change. (2nd ed.) Jones and Bartlett Publishers, pp.264-265, 2007.
2) Sallis JF, Owen N, and Fisher EB : Ecological models of health behavior. In K Granz, BK Rimer, and K Viswanath (eds.), Health behavior and health education: theory, research, and practice. (4th ed.) Jossey-Bass, pp.465-485, 2008.

31 フォーカス・グループは何回行えばよいか

　項目12では，健康教育における「対象者調査」の重要性について述べました．

　健康教育で行われる「対象者調査」の一つとして，**フォーカス・グループ**があります．フォーカス・グループとは，6～8人ぐらいの対象者に集まってもらって行う，グループ・インタビューのことです．

　フォーカス・グループは，グループ・ダイナミクスを活用し，対象者の「生の声」を聞き出すことで，健康教育を行う上で有用な情報を得ることを目的に行われます．

　ところで，フォーカス・グループは何回行えばよいのでしょうか？

　一つの目安として，**ターゲットとなる対象者グループに対し，最低2回以上行うこと**が勧められます．

　その理由として，1回しか行わなかった場合，たまたまその回に特別な考えを持つ人々が集まってしまうと，偏った情報しか得られない可能性があるからです．そして，その1回だけのフォーカス・グループの

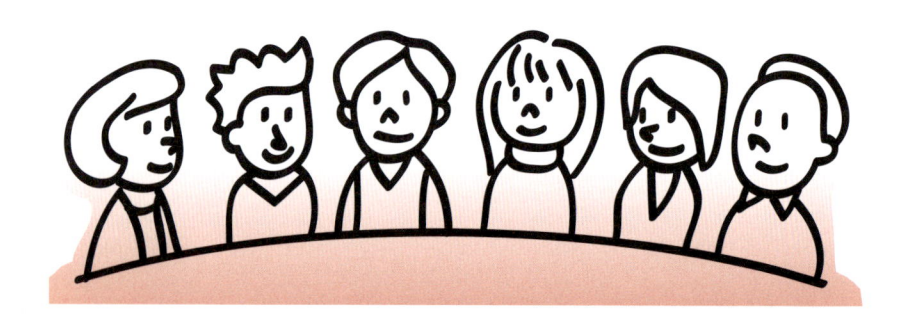

結果に基づいて健康教育を計画してしまうと，健康教育が失敗に終わりかねません．

同じターゲットグループに属する人々に対して，2回以上のフォーカス・グループを行うことで，その結果を比較でき，ターゲットとなる対象者の考え方の幅や傾向も分かります．

例えば，禁煙を勧める健康教育を行う場合，ターゲットとなる対象者として，喫煙男性と喫煙女性の2つのグループを選んだとします．

そして，性別によって，タバコや禁煙についての考え方に差があると思われる場合は，少なくとも，喫煙男性に対して2回，喫煙女性に対して2回のフォーカス・グループを行う必要があります．

ただし，フォーカス・グループは回数を多く行うほどよいというわけではありません．

フォーカス・グループの回数を増やしても，もう新しい情報が得られない状況になった場合，"「飽和」[1]に達した"といいます．ウェインレイッヒ[2]は，同じターゲットグループに属する人々に対して，4, 5回以上のフォーカス・グループを行っても，得るものは少ないと述べています．

> **Point!**
>
> 健康教育の「対象者調査」としてフォーカス・グループを行う場合，回数の目安としては，1つの対象者グループの人々に対して，最低2回以上行う必要がある．

■文献
1) Krueger RA and Casey MA : Focus groups : a practical guide for applied research. (3rd ed.) Sage Publications, p.26, 2000.
2) Weinreich NK : Hands-on social marketing : a step-by-step guide. Sage Publications, p.130, 1999.

32 フォーカス・グループの司会の技術

　健康教育で対象者に行動変容を促すには，対象者の視点に立って，対象者の考えや感じ方に合わせて働きかけることが必要です．

　対象者の考えや感じ方を調べる方法の一つとして，フォーカス・グループがありますが，フォーカス・グループでは，司会者の役割が重要です．

　司会者がどれだけ参加者から有用な情報を引き出せるかが，フォーカス・グループの成否を分けるポイントだということです．

　司会者の役割としては，参加者が話したくなるような環境作りやグループ・ダイナミクスの促進，参加者の意見を深めることなど，さまざまなものがあります[1]．

　なお，クルーガーら[2]は，参加者からの発言を促す司会者の技術として，次の2つを挙げています．

(1) ポーズ
(2) プローブ

　それぞれについて，以下に説明します．

(1) ポーズ

　ポーズとは「**5秒休止**」のことで，ある参加者の発言の後に，5秒の時間をあけることをいいます．これは，他の参加者の発言や，その参加者からの追加の発言を促すための技術です．

　「5秒間の沈黙」の間に，参加者が，他の参加者の発言を基に自分の考えを深めたり，新たな視点に気づいたりすることが期待されます．

また，「5秒間の沈黙」は，参加者にその「間」を埋めたいという気持ちを起こさせ，追加の発言につながりやすくなると考えます．

(2) プローブ

　プローブとは「**探り**」のことで，ある参加者の発言に対して，さらに情報を引き出すために使われる技術のことです．

　プローブとして，次のようなフレーズを使うことができます．

"もう少し（詳しく）説明していただけますか"
"例を挙げて説明していただけますか"
"他に違った考え（経験）をお持ちの方はいらっしゃいますか"

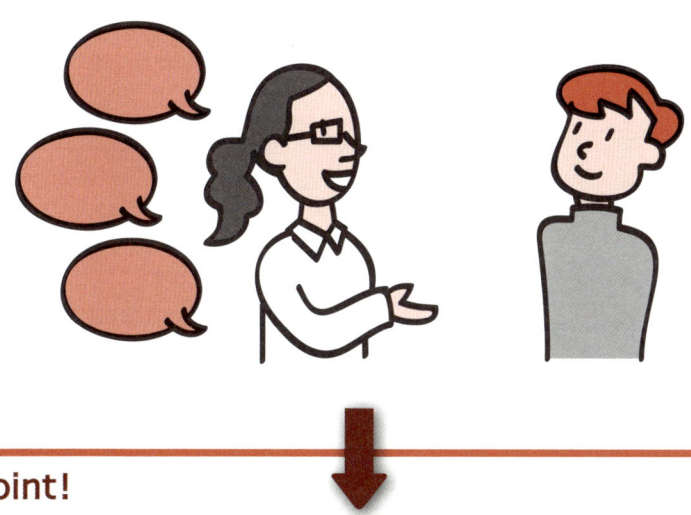

> **Point!**
> 　フォーカス・グループの司会者は，ポーズとプローブをうまく使うことで，参加者からの有益な情報を引き出しやすくなる．

■文献
1) 安梅勅江：ヒューマン・サービスにおけるグループインタビュー．—科学的根拠に基づく質的研究法の展開—．pp.24-25, 医歯薬出版，2001．
2) Krueger RA and Casey MA：Focus groups：a practical guides for applied research. (3rd ed.) Sage Publications, pp.109-110, 2000.

パート6

まとめ

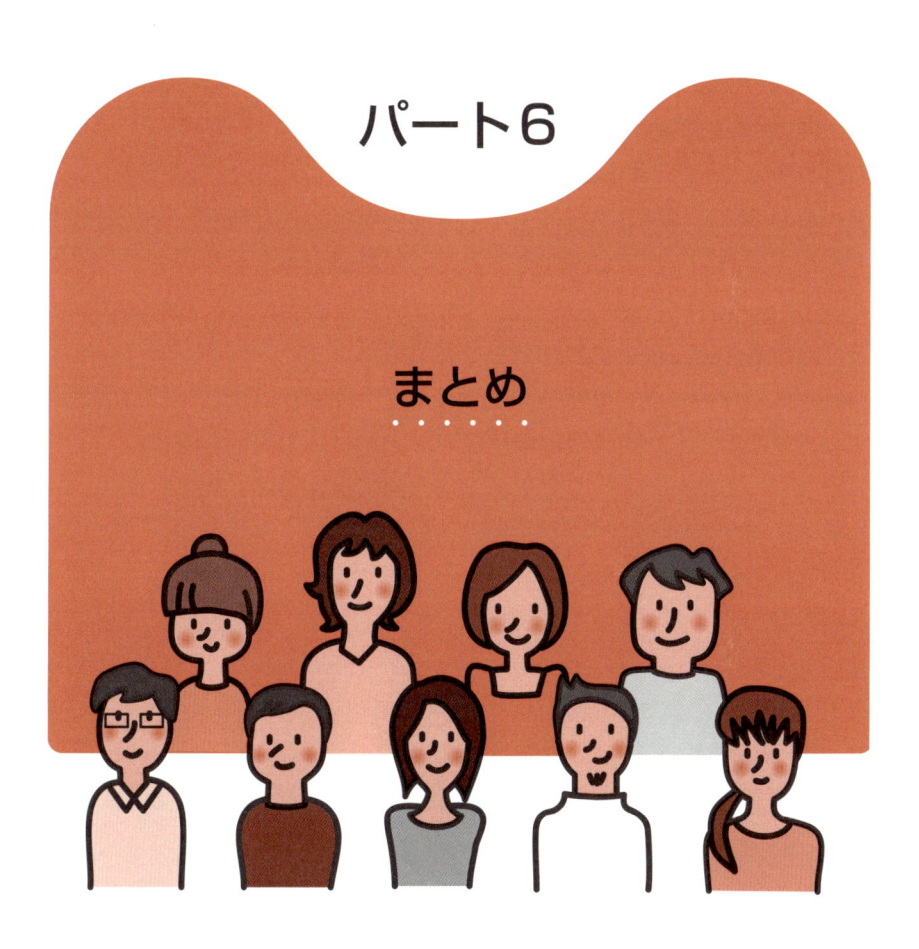

　ここでは，パート1〜パート5の全コラムの要点を簡潔にまとめてあります．パート1〜パート5まで一通り読んだ後で，知識の確認と整理のために活用していただければ幸いです．

【パート1】健康教育の基本的な考え方

1.「対象者の心理」に働きかける

　健康教育では,「対象者の心理」に働きかけているという意識を持ち,対象者の「考えや感じ方」にどういう変化を起こしたいのか,はっきりとした「意図」を持って働きかけることが重要である.

2.対象者のことがどれだけ分かっているか

　健康教育を行う上で重要なこととして,「対象者のことがどれだけ分かっているか」ということが挙げられ,自分は「本当に対象者のことが分かっているか」ということを,常に自問する姿勢が必要である.

3.「環境」にも働きかける

　人が健康によい行動を行うかどうかは,「環境」の面からも影響を受けると考えられる.

　人の行動に影響する「環境」のレベルとしては,（1）個人内,（2）個人間,（3）組織,（4）コミュニティ,（5）政策の5つが挙げられ,健康教育を行う場合は,対象者への働きかけだけでなく,対象者を取り巻く「環境」への働きかけも行うことが望ましい.

4.健康行動理論を活用する

　健康行動理論とは,『人が健康によい行動への「やる気」になるための条件を示したもの』であり,健康教育を行う場合は,健康行動理論を活用することで,働きかけのポイントや枠組みが分かりやすくなる.

5.「モニタリング」の重要性

　健康教育を行う場合は,「モニタリング」として健康教育の実施と並行してさまざまな点についてチェックすることで,必要に応じて軌道修正し,健康教育の効果が下がらないようにすることが重要である.

6. 評価の結果を活かす

　健康教育の評価の方法は，（1）プロセス評価，（2）影響評価，（3）結果評価，の3つに分けられ，健康教育を行った場合は，その評価をし，なぜそのような評価結果が得られたのか，その理由（原因）を探り，将来の健康教育に活かすことが必要である．

7. 健康教育の倫理

　健康教育を行う場合は，その倫理面にも注意する必要がある．

　健康教育における倫理的な問題については，どこまでは許されて，どこからは許されないという明確な基準はないが，「それは倫理的に問題にならないか」と常に自問しながら，健康教育を行うことが必要である．

【パート2】マーケティングの考え方を活用する

8. 健康教育では，「行動」を売っている

　健康教育で結果を出すためには，『健康教育では，「行動」を売っている』と考え，どうしたら健康によい「行動」を買って（採用して）もらえるかについて，マーケティングの考えを取り入れることで，対象者を「やる気」にさせるポイントが見えてくる．

9. 基本は「ニーズ」

　ニーズとは，「こうなりたい」「こうありたい」という願望のことで，健康教育で対象者に行動を勧める場合は，対象者の「ニーズ」を把握し，その行動が対象者の「ニーズ」を満たすことを示す，というのが基本である．

10.「対象者志向」が大事

　健康教育を行う場合は，対象者のニーズを把握し，それを満たすために，対象者の視点に立って働きかけるという，「対象者志向」が重要で

ある．

11．ターゲットを絞る

　健康教育を行う場合は，働きかけの効果と効率を高めるために，ターゲットとなる対象者を絞ることが重要である．

12．「対象者調査」の重要性

　健康教育を行う上でさまざまな意思決定をする場合，その意思決定の根拠として「対象者調査」を行うことが重要である．そして，健康教育で活用できる調査結果は，「1次データ」と「2次データ」の2つに分けられる．

13．「結果」は「行動変容」で判定される

　健康教育の「結果」判定は，対象者がどれだけ「行動変容」したかによってなされる必要があり，健康教育で「行動変容」という「結果」を出すためには，健康教育スタッフの知識や経験，知恵や工夫を総動員することが求められる．

14．「交換」

　健康教育で「交換」を起こすには，健康教育で勧める行動について，コストに見合うメリットが得られると対象者に感じてもらうことが必要で，そのためには，その行動のメリットに対する認識を強めて，コストに対する認識を弱めることが重要である．

15．「競争相手」に勝つために

　健康教育で勧める行動の「競争相手」に勝つには，「競争相手」の行動について，対象者が感じるメリットの認識を弱め，デメリットの認識を強めるように働きかけることが必要である．

16. 対象者に「満足」してもらう

健康教育で対象者に採用してもらった行動を続けてもらうには，対象者に「満足感」を感じてもらう必要がある．そのためには，健康によい行動を採用して得られた「結果」が，「期待」以上であったと感じてもらうことが重要である．

17. 対象者の「迷い」をなくす

健康教育で「コスト」を払って行動変容した対象者には，"その選択は間違っていなかった"と思ってもらえるように，対象者の「迷い」をなくす働きかけが必要である．

【パート3】健康教育のブランド化

18.「ブランド」と「ブランド化」

健康教育の成功のための一つの方法として，健康教育の「ブランド化」が挙げられる．多くの対象者がその健康教育に対して，愛着や信頼，思い入れを感じるようになった場合，その健康教育は「ブランド」になったといえる．

19.「ブランド・アイデンティティ」

健康教育の「ブランド化」のためには，対象者に健康教育をどういうものとして感じてもらいたいかという，「ブランド・アイデンティティ」を決め，それに基づいて，あらゆる場面で，その「ブランド・アイデンティティ」が感じられるように努力することが必要である．

20.「一貫したイメージ」で統一する

健康教育では，対象者に「一貫したイメージ」を持ってもらえるように，健康教育のさまざまな部分を「一貫したイメージ」で統一することが必要である．

21.「ネーミング」が大事

健康教育では，その「ネーミング」の良し悪しが，健康教育の成功のための重要な要素であると考える．

商品につける望ましい「ネーミング」の特徴として，次の4つが挙げられる．
（1）発音しやすい，覚えやすい
（2）商品の利点を明確に示している
（3）商品の性質を明確に示している
（4）他と紛らわしくない

22. よい「キャッチコピー」とは？

健康教育の「キャッチコピー」は，対象者の「心をつかむ」ものでなくてはいけない．

よい「キャッチコピー」の条件として，次の3つが挙げられる．
（1）興味や関心を引く
（2）イメージが伝わる
（3）記憶に残る

【パート4】メッセージの伝え方

23. マテリアルは「第一印象」が大事

健康教育でポスターやチラシなどのマテリアルを作成する場合は，対象者にどんな「第一印象」を抱いてもらいたいかという意図を持ち，作成することが必要である．

24. 誰に対して何を訴えるか

健康教育で対象者に行動を勧める場合は，「誰に対して何を訴えるか」ということで，ターゲットが「誰」で，「何」を強調して訴えたらよいかを考える必要がある．

25.「具体的なイメージ」を抱いてもらう

　健康教育で対象者にメッセージを伝える場合に,「具体的なイメージ」を抱いてもらうためのポイントとして, 次の3点が挙げられる.
（1）具体的な記述をする
（2）モデルを提示する
（3）図やイラストを用いる

26.「感情面のメリット」も伝える

　健康教育で対象者に行動を勧める場合は, その行動の直接的なメリットだけでなく,「感情面のメリット」も伝えると, 更に対象者の「やる気」を引き出しやすくなると考えられる.

27.「一面的メッセージ」と「二面的メッセージ」

　健康教育で対象者に行動のメリットを伝える場合, その伝え方には「一面的メッセージ」と「二面的メッセージ」があり, 対象者に合わせて使い分けることが勧められる.

【パート5】その他

28.「口コミ」の活用

　健康教育を行う場合は, よい「口コミ」が起きることを目指して, 耳寄りな情報を伝えたり,「満足感」を感じてもらうことが必要である.

29.「よいチーム」を作るには？

　健康教育で複数のスタッフが協力して行う場合,「よいチーム」を作るコツとして, 次の「3つのR」が挙げられる.
（1）Respect：敬意
（2）Responsiveness：応答・感応
（3）Realistic expectations：現実的な期待

30.「1次ターゲット」と「2次ターゲット」

健康教育でターゲットとなる対象者の分け方として,「1次ターゲット」と「2次ターゲット」があり,健康教育を行う場合は,「2次ターゲット」となりうる人々がいないかを検討することも重要である.

31. フォーカス・グループは何回行えばよいか

健康教育の「対象者調査」としてフォーカス・グループを行う場合,回数の目安としては,1つの対象者グループの人々に対して,最低2回以上行う必要がある.

32. フォーカス・グループの司会の技術

フォーカス・グループにおいて,参加者からの発言を促す司会者の技術として,ポーズ(5秒休止)とプローブ(探り)が挙げられる.

索引

ア
浅いニーズ　21
1次ターゲット　68, 69
1次データ　26, 27
一面的メッセージ　60, 61

エ
影響評価　12
エコロジカル・モデル　6

カ
感情面のメリット　58, 59

キ
危機感　8
期待　9, 34
キャッチコピー　48, 49
競争　32
競争相手　32, 33

ク
口コミ　64, 65

ケ
結果評価　12
健康行動理論　8, 9
健康信念モデル　8

コ
交換　30
顧客志向　22

シ
自信　9
社会的認知理論　8, 9

ソ
ソーシャル・マーケティング　19

タ
対象者志向　22
対象者調査　26, 27

ニ
ニーズ　20, 21, 22, 23, 24, 25, 29
2次ターゲット　68, 69
2次データ　26, 27
二面的メッセージ　60, 61

ネ
ネーミング　46, 47

ハ
はしご法　21
バランス　8

フ
フォーカス・グループ　70, 71
深いニーズ　21
ブランディング　40
ブランド　40, 41
ブランド・アイデンティティ
　　　　　　　　42, 43, 44
ブランド・イメージ　43
ブランド化　40
ブランドづくり　40
プローブ　72, 73
プロセス評価　12

ホ
飽和　71
ポーズ　72

マ
マーケティング　18, 19, 30
マテリアル　52
満足感　10, 34

モ
モニタリング　10, 11

ラ
ラダリング　21

【著者略歴】

松本　千明
（北海道立旭川高等看護学院非常勤講師／医学博士・公衆衛生学修士）
1989年　　　札幌医科大学医学部卒業
1989〜1991年　札幌徳洲会病院勤務
1991〜1996年　自治医科大学内分泌代謝科勤務
1996〜1999年　徳田病院内科外来非常勤勤務
2001年　　　ミシガン大学公衆衛生大学院健康行動健康教育学科修士課程修了

＜学会活動など＞
日本内科学会総合内科専門医
現在は，医療・保健スタッフを対象に，健康行動理論とソーシャル・マーケティングに関する講演と執筆を中心に活動中
ホームページ　http://cmkenkou.life.coocan.jp/

＜主な著書＞
「医療・保健スタッフのための　健康行動理論の基礎　生活習慣病を中心に」（医歯薬出版）
「医療・保健スタッフのための　健康行動理論　実践編　生活習慣病の予防と治療のために」（医歯薬出版）
「やる気を引き出す8つのポイント　行動変容をうながす保健指導・患者指導」（医歯薬出版）
「保健指導・患者指導のための　行動変容　実践アドバイス50」（医歯薬出版）
「保健スタッフのための　ソーシャル・マーケティングの基礎」（医歯薬出版）
「保健スタッフのための　ソーシャル・マーケティング　実践編　行動変容をうながす健康教育・保健指導のために」（医歯薬出版）

行動変容のための　健康教育パワーアップガイド
効果を高める32のヒント　　　　　　　ISBN978-4-263-23548-5

2011年3月1日　第1版第1刷発行
2019年1月10日　第1版第3刷発行

　　　　　　　　　　　　　　著　者　松　本　千　明
　　　　　　　　　　　　　　発行者　白　石　泰　夫
　　　　　　　　　　　　　　発行所　医歯薬出版株式会社

〒113-8612　東京都文京区本駒込1-7-10
TEL.（03）5395-7618（編集）・7616（販売）
FAX.（03）5395-7609（編集）・8563（販売）
https://www.ishiyaku.co.jp/
郵便振替番号　00190-5-13816

乱丁，落丁の際はお取り替えいたします　　印刷・三報社印刷／製本・明光社

© Ishiyaku Publishers, Inc., 2011. Printed in Japan

本書の複製権・翻訳権・翻案権・上映権・譲渡権・貸与権・公衆送信権（送信可能化権を含む）・口述権は，医歯薬出版（株）が保有します．
本書を無断で複製する行為（コピー，スキャン，デジタルデータ化など）は，「私的使用のための複製」などの著作権法上の限られた例外を除き禁じられています．また私的使用に該当する場合であっても，請負業者等の第三者に依頼し上記の行為を行うことは違法となります．

JCOPY ＜出版者著作権管理機構　委託出版物＞
本書をコピーやスキャン等により複製される場合は，そのつど事前に出版者著作権管理機構（電話 03-5244-5088，FAX 03-5244-5089，e-mail：info@jcopy.or.jp）の許諾を得てください．

今，注目の動機づけ面接法をわかりやすく紹介！

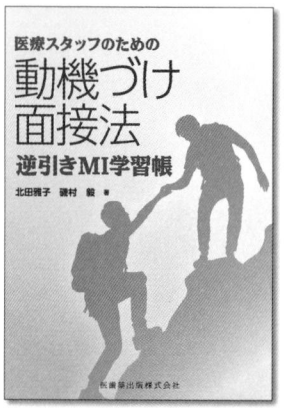

医療スタッフのための
動機づけ面接法
逆引きMI学習帳

北田 雅子・磯村 毅 著

◆ B5判　128頁　定価（本体2,800円＋税）
◆ ISBN978-4-263-23680-2

■ 本書の特長
- 喫煙，飲酒，肥満などの生活習慣の改善に効果的なカウンセリング技法として注目される「動機づけ面接法（Motivational interviewing；MI）」を豊富な面談事例を用いてわかりやすく解説．
- 「明日からの面談が変わる」「患者・来談者が変わる」必読の一冊．

■ おもな目次

第1章　面談場面でおきているコミュニケーション・エラーの背景
- 人が行動を変えられない背景：両価性（Ambivalence）
- 相手の言動を正そうとする言動：正したい反射（Righting reflex）
- 心理的抵抗：目の前の相手の感情を害しては支援できない
- 動機づけ面接法（MI）ではない面談をみてみましょう
- 動機づけ面接法がもつ2つの顔

第2章　動機づけ面接法による面談事例
　　～来談者のやる気を引き出す面談スタイル～
- 学習者の学ぶ8段階と面談プロセスとの関係
- 1　動機づけ面接法の精神と基本スキル
- 2　チェンジトークと抵抗の識別
- 3　コミットメント言語を引き出し計画へ

第3章　動機づけ面接法の基礎知識の整理
- 1　MIの精神と面談の基本スキル「OARS」
- 2　チェンジトークと抵抗（不協和と維持トーク）
- 3　「引き出す」から「計画する」段階へ移行する

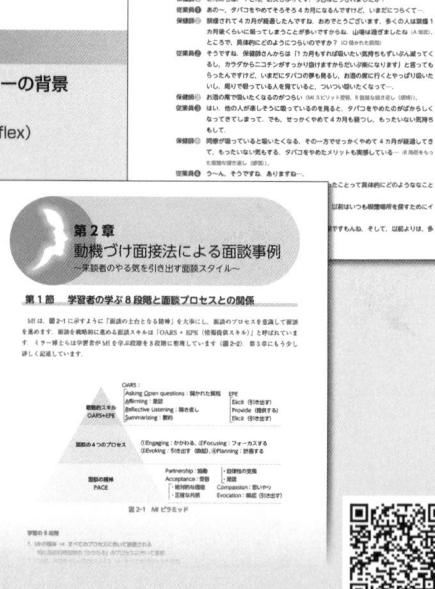

スマートフォン，タブレットなどでQRコードを読み取ると　本書籍紹介欄をご覧になれます．▶

医歯薬出版株式会社
〒113-8612　東京都文京区本駒込1-7-10
TEL.03-5395-7610　FAX.03-5395-7611
https://www.ishiyaku.co.jp/

保健指導・患者指導のための
行動変容
実践アドバイス50

松本千明 著
A5判 126頁 定価(本体1,800円+税)
ISBN978-4-263-23528-7

対象者の「やる気」を引き出す基本的な考え方や，「こういう場合は，このように働きかけてみては？」といった，具体的・実践的な方法や工夫について，50コラムにまとめた．行動変容を促す指導をする上で，働きかけの"引き出し"を増やすための「ワンポイント・アドバイス」集．講演で出会った多数の指導スタッフから受けた質問を含め，平易・簡潔に収載．

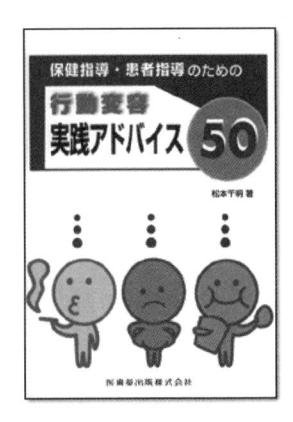

【目次】
パート1 総論
パート2 対象者とその関係について
パート3 コミュニケーションについて
パート4 実践場面
パート5 まとめ

やる気を引き出す8つのポイント
行動変容をうながす
保健指導・患者指導

松本千明 著
A5判 110頁 定価(本体1,600円+税)
ISBN978-4-263-23504-1

好評書『医療・保健スタッフのための健康行動理論 実践編 生活習慣病の予防と治療のために』で示した「やる気」を引き出す8つのポイントを詳説し，コンパクトに分かりやすくまとめた．「特定健診・特定保健指導」のテキストとして最適の実務ガイド．

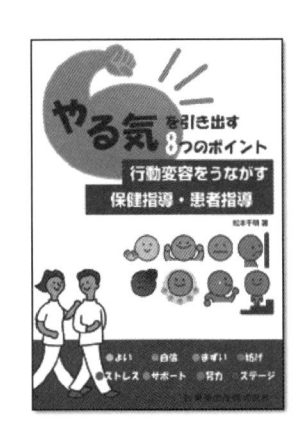

【目次】
第1章 よい
第2章 自信
第3章 まずい
第4章 妨げ
第5章 ストレス
第6章 サポート
第7章 努力
第8章 ステージ
第9章 まとめ

医歯薬出版株式会社　〒113-8612 東京都文京区本駒込1-7-10　TEL03-5395-7610　FAX03-5395-7611　https://www.ishiyaku.co.jp/

医療・保健スタッフのための
健康行動理論の基礎
生活習慣病を中心に

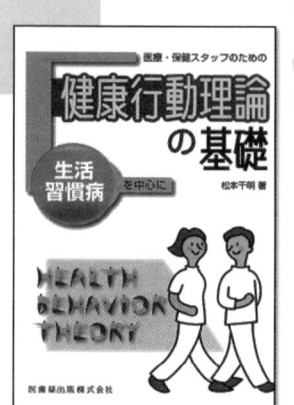

松本千明 著

B5判　108頁　定価(本体1,800円＋税)　ISBN978-4-263-23337-5

医療と保健の現場で働くスタッフが，生活習慣病の予防・治療にとって欠かせない行動の変容と維持に関する理論を理解し，現場に応用できるようわかりやすく解説．症例をあげ具体的に理解でき，実践計画の立案とその実行・評価が可能になる．他の疾患の予防と治療に関しても応用が可能である．

【目次】

- 第1章　健康信念モデル（ヘルス・ビリーフ・モデル）
- 第2章　自己効力感（セルフ・エフィカシー）
- 第3章　変化のステージモデル
- 第4章　計画的行動理論
- 第5章　ストレスとコーピング
- 第6章　ソーシャルサポート（社会的支援）
- 第7章　コントロール所在

医療・保健スタッフのための
健康行動理論 実践編
生活習慣病の予防と治療のために

松本千明 著

B5判　92頁　定価(本体1,800円＋税)　ISBN978-4-263-23393-1

医療・保健スタッフが健康行動理論をいかに応用したらよいかに焦点を絞り，理論の関連づけや具体的な方法を症例を提示しながら解説．食事療法，運動療法，薬物療法，手技，健康プログラムへの参加といった行動変容への応用を具体的に記述．「健康行動理論の基礎」の姉妹編．

【目次】

- 第1章　健康行動理論の現場への応用
- 第2章　食事療法へのやる気とアドヒアランスを高める
- 第3章　運動療法へのやる気とアドヒアランスを高める
- 第4章　薬物療法へのやる気とアドヒアランスを高める
- 第5章　手技へのやる気とアドヒアランスを高める
- 第6章　健康増進プログラムへの参加のやる気とアドヒアランスを高める
- まとめ

医歯薬出版株式会社　〒113-8612 東京都文京区本駒込1-7-10　TEL03-5395-7610　FAX03-5395-7611　https://www.ishiyaku.co.jp/